フード
リテラシー
を高めよう！

食と健康の基本がわかる教科書

著 下野房子 吉田幸子

大修館書店

はじめに

「健康で、若々しく、美しく、長生きしたい」はすべての人の願望です。

その土台となる「食」は、命と健康を育む基本です。しかし、「食と健康」の情報は毎日、大量に発信され、その多さに何を信じればよいかとまどいます。しかも情報の発信に使われるワードはさまざまです。本書のタイトルに「フードリテラシー」を選んだ理由もそこにあります。

「リテラシー」とは、本来、「識字」「読み書き能力」のことを指しますが、今では、「特定の分野の言葉や知識・情報を整理し、活用する能力」を意味するようになりました。

食情報の中には信頼性の高いものもありますが、「ひょっとしたら健康に良いかもしれない」くらいの低い信頼性のままで発信され、誤解を生むものさえあるように思えます。初めて聞く栄養成分のカタカナ用語にもまどわされます。

科学が発達した今、高度に細分化された栄養成分について、一部を切り取っただけの情報にまどわされ、「手軽にサプリメントで摂れば良いという流れ」になっていないかと心配してしまいます。ぜひ、本書を手にとって、食のリテラシーを深めていただきたいと思います。

本書は、すべての年代の方に知っていただきたい栄養素の基礎を主に執筆しました。特に、10代の皆さんには「今、あなたが食べているものが、あなたの身体の基礎を作り、中・高年期の健康を支えていく」ことを、心にとめてほしいと思います。

執筆にあたっては次のようなことに配慮しました。
 ＊わかりやすさを基本に基礎知識からまとめました
 ＊理解しやすくするために図表やイラストを加えました
 ＊公共機関の情報・統計を基礎とし、信頼性の高いデータを収集しました
 ＊メディアで取り上げている情報や食品、広告に注目しました
 ＊ヒトという生物学的な視点や歴史的、文化的な背景も考慮しました
 ＊「日本食品標準成分表 2020 年版（八訂）」の一部を掲載しました

本書がみなさんの「食」や「生活習慣」を変えるきっかけになり、10 年後、20 年後を健康でいきいきと過ごされていることを願っています。

2022 年 7 月

下野房子　吉田幸子

Contents

第⑤章　健康食品で健康になれるの？　健康食品のリテラシー　81

第⑥章　食品表示を見ていますか？　食品表示のリテラシー　99

第⑦章　ダイエットしたことはありますか？　肥満とやせのリテラシー　109

第 1 章

ヒトは
何を食べる動物？

ヒトの体と食のリテラシー

1 | 体のつくりが 食べ方を決めているの？

→ヒトは「雑食性」です

野生のコアラはユーカリの葉、パンダは笹の葉を食べます。動物にはそれぞれ、食べ物の種類や食べ方についての習性があります。それを「食性*」といいます。「ライオンは肉食性だ」とか「ゾウは草食性だ」とかいいますね。そう、それが食性です。

食性は動物の種類によって異なり、かんたんに分類できないくらい多様なのですが、食性は体のつくりと密接に関係しています。私たち人間（生物学上の「ヒト」）の食性は何でしょうか？　何を食べるのに適した体をもっているのでしょうか。

❶ 歯の比率からわかる食べ物

動物の口の構造、特に歯の比率をみると、どんな食べ物を食べるのに適しているかがわかります。肉食動物のライオンやイヌは、犬歯（牙）の本数が多いのが特徴です。えさを捕まえ、その肉を噛みちぎるのに適した大きさや形状に発達しています。肉はほぼ、丸飲みします。

草食動物のウシやウマは、植物の葉や茎の繊維、かたい種子を砕き、すりつぶすことができるよう、ほとんどが臼歯です。

では、ヒトの歯はどうでしょう？　ヒトの歯は臼歯20本（親知らず4本を含む）、門歯8本、犬歯4本の合計32本です。これは、世界中、人種を問わず同じです。割合でみると、臼歯が6割、門歯が3割、犬歯が1割です。この配分からヒトは、穀類を約6割、野菜や果物を約3割、肉や魚などを約1割摂るのに適した歯になっていると考えられます。すなわち、ヒトは、人種、国籍などを問わず、穀類を中心とした雑食性の動物といえるのです（▶1，2）。

❷ 体の構造からわかる食べ物

ヒトは、爪は平爪で薄く、腕力も動物の中ではそれほど強いほうではありません。脚力も、チーターは時速100kmで200〜300m走れますが、100mを9秒台で走る世界記録保持者のウサイン・ボルトでも時速にすると40km程度。視覚はすぐれていますが、聴覚・嗅覚は

---

*食性は大きく、肉や魚、昆虫などを食べる「肉食性」、植物の葉や木の幹、花粉や樹液を食べる「草食性」、動物も植物も食べる「雑食性」に分けられます。

▶ 1　動物の歯の割合

種類	働き	ヒト [雑食性]	イヌ [肉食性]	ウシ [草食性]
門歯 (切歯)	野菜や果物をちぎる	8本（25%）	12本（29%）	6本（19%）
犬歯	肉を噛みちぎる	4本（12%）	4本（9%）	2本（6%）
臼歯	野菜や豆をすりつぶす	20本（63%）	26本（62%）	24本（75%）
合計		32本	42本	32本

（% は概数）

▶ 2　動物の歯とヒトの歯

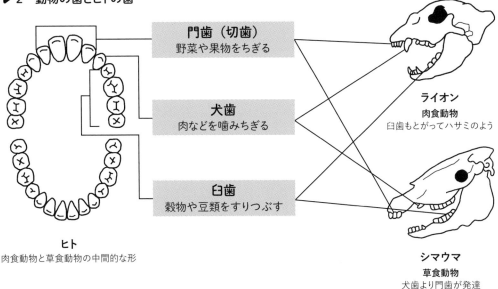

門歯（切歯）
野菜や果物をちぎる

犬歯
肉などを噛みちぎる

臼歯
穀物や豆類をすりつぶす

ヒト
肉食動物と草食動物の中間的な形

ライオン
肉食動物
臼歯もとがってハサミのよう

シマウマ
草食動物
犬歯より門歯が発達

劣ります。このように、動物としてのヒトの能力は狩りには向きません。大きい動物も、走るのが速い動物も、空を飛ぶ鳥も、ヒトは道具や武器なしには捕獲できません。また、道具や武器を使っても、狩りが成功する確率は低く、**ヒトが苦労せずに入手できる食べ物は、逃げていくことのない植物や一部の動物、拾うことができる貝など**になります。縄文時代や弥生時代の遺跡から、貝殻や農耕の跡が発掘されるのは、その当時の人々が自分の能力で確保できる食べ物が、それらだったからです。

❸ ヒトの歴史からわかる食べ物

　ヒトの歴史上、いつも豊富に食料があったわけではありません。むしろ飢餓の時代が長く、ヒトは何万年もの間、飢餓に耐えて生き延びてきました。そのためヒトには、生命を維持するために効率的なエネルギー源である脂質を優先的に体脂肪に蓄え、**飢餓に備える働きがセットされています**。体脂肪中の脂肪細胞が脂質を取り込み、脂肪を蓄えていく貪欲さは、

遺伝子レベルの性質といえます。「もう体脂肪は十分あるよ。必要ないよ」とはなりません。入ってきた脂質をとにかく蓄えようとするのです。この性質は、仮に突然変異が起こったとしても、10万年は変わらないといわれています。

❹ 腸内細菌からわかる食べ物

　2016年に、早稲田大学と東京大学を中心とする共同研究チームは、日本、アメリカ、フランス、ロシアなど12か国の人たちの腸内細菌の比較解析をおこないました。その結果、日本人の腸には他の国の人たちよりも炭水化物の代謝能力にすぐれた腸内細菌の割合が高いことがわかりました（▶3）。特に日本人の腸内にはよく知られた有用菌の「ビフィズス菌＊」が多く存在することが確認されました。ビフィズス菌は炭水化物を代謝して短鎖脂肪酸をつくります。短鎖脂肪酸は腸内のｐＨを弱酸性に保ち、悪玉菌の増殖を抑え、腸内細菌のバランスを正常に保つ役割をします（▶4）。さらに、日本人の90％が海藻に含まれる多糖類を分解する腸内細菌を保有することも明らかになりました。日本以外は、多い国でも15％程度の保有です。

　日本人には加えて、消化酵素のアミラーゼ（でんぷん分解酵素）の活性が高いという特徴があります。つまり日本人の体は、長く伝統的に食べてきた穀類やいも類などに含まれるでんぷんから、効率よく栄養素を摂ることができるつくりになっているのです。

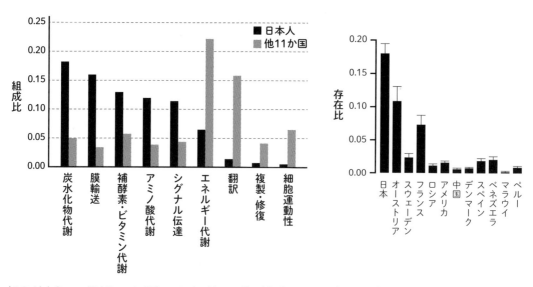

▶3　日本人の腸には炭水化物代謝機能の高い
　　　腸内細菌が多い

▶4　腸内ビフィズス菌量の国別比較

(▶3、4とも Suguru Nishijima,et al.The gut microbiome of healthy Japanese and its microbial and functional uniqueness, DNA Research, 2016, 23(2), 125–133)

＊ビフィズス菌はビフィドバクテリウム属。

column　食と「医・薬」

　神話上の医神は、トート（古代エジプト）、牛頭天王（日本）、神農（中国）、アスクレピオス（古代ギリシャ）など動物、農耕、食べ物と密接に結びついています。

　疫病を防ぐ神の牛頭天王は、スサノオノミコトの化身として祀られています。また、日本書紀や古事記によればオオクニヌシノミコト（医神）とスクナヒコナノミコト（薬神）の二人が医薬を広めた神とされています。

　神話上の神々は、祈祷によって病気を治すとされましたが、中国の神農のように植物を舐めてそれが薬草か毒かを確かめたとされる神もあり、食と病は大きく関係することとなりました。

　また、「医学の祖」といわれるヒポクラテスは「病気を迷信や呪術と切り離し、環境、食事や生活習慣によるもの」としました。「医食同源」、「薬食同源」などといわれるように生存・発育のために口に入れるものを「食」、病を治すために口に入れるものを「薬・医」としてきたようです。

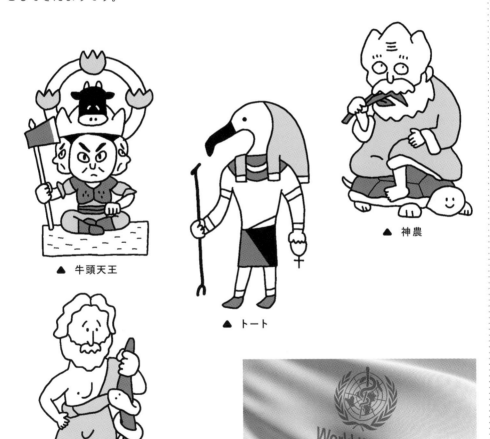

▲　牛頭天王

▲　トート

▲　神農

▲　アスクレピオス

▲ WHO のシンボルマークは、アスクレピオスのもつへびの杖がモチーフになっています。

2 | 「よく噛みなさい」と言われるのはどうして？

→「噛む」ことが健康の始まりです

❶ 卑弥呼の食事

　現代人の食事は、穀類や野菜の摂取量が減っています。さらに、やわらかい食べ物が増えていますから、食べ物をよく噛む必要がなくなり、食事の時間も短くなっています。

　おもしろい実験があります。「卑弥呼*の食事」（▶1）を再現し、噛んだ回数を、現代人の食事の場合と比べてみました。すると、**現代人の食事では噛む回数が 620 回だったのに対し、卑弥呼の食事ではなんと 3,990 回、6.4 倍でした**（▶2）。この卑弥呼の食事を食べた女子大生は平均 51 分噛み続け、最後はあごと口の感覚が麻痺してしまいました。

　食べ物も豊富ではなく、栄養も十分ではなく、今より過酷な環境で暮らしてきた昔の人は、なぜ、健康に過ごしてこれたと思いますか？　その理由の一つに「食べ物をよく噛んできた」ことがあげられます。噛むことは、私たちの体にどんな影響をもたらしているのでしょうか。噛むことが体に与える効果をみていきましょう。

❷ 噛むと、どんなよいことがあるの？

1）消化を助け、口の中の衛生を保ちます

　噛むと、唾液が出ます。唾液には消化酵素のアミラーゼ（でんぷん分解酵素）、免疫物質の IgA、抗菌物質のラクトフェリン、たんぱく質のムチンなどが含まれています。唾液には、胃での消化を助ける、口の中を自浄したり抗菌したりするほか、ムチンには胃や食道を保護し、発がんを抑制する作用があります。

　唾液は噛むことによって、よく出るようになります。現在の食事に**噛みごたえのある食材（▶3）を加えて「一口 30 回噛む」**と、これらの作用が高まります。どうしてもゆっくり噛めない人は、食べ物を口に入れたら一度、はしを置くようにしてみてください。

＊卑弥呼（生年不明 – 242 ～ 248 年）は『魏志倭人伝』等の中国の史書に記されている倭国の王（女王）。邪馬台国 に都を置いていたとされます。

▶ 1　卑弥呼の食事と現代人の食事

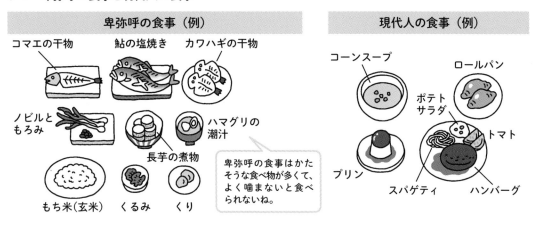

卑弥呼の食事（例）

コマエの干物　　鮎の塩焼き　　カワハギの干物

ノビルと
もろみ

長芋の煮物

ハマグリの
潮汁

もち米（玄米）　　くるみ　　くり

卑弥呼の食事はかた
そうな食べ物が多くて、
よく噛まないと食べ
られないね。

現代人の食事（例）

コーンスープ

ロールパン

ポテト
サラダ

トマト

プリン

スパゲティ

ハンバーグ

▶ 2　昔と今の噛む回数と時間

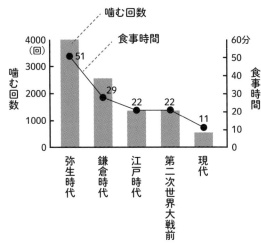

噛む回数も食事時間も昔に比べて減っています。

（文部省特定研究「咀嚼システムの基礎的研究」総括班編『咀嚼システム入門』風人社）

▶ 3　噛みごたえのある食品ランキング

| 噛み
ごたえ度	食品（例）
3	食パン、ポテトチップス、納豆
5	ご飯、さけ（焼き）、わかめ
8	油揚げ、キャベツ（生）、れんこん
9	にんじん（生）、牛もも（ソテー）
セロリ
10	ハードグミ、さきいか、たくあん

（柳沢幸江『育てよう かむ力』少年写真新聞社）

column　噛むことと「ベジファースト」

　太らないことをうたったダイエットの一つとして「ベジファースト（ベジタブルファースト）」があります。お腹が空いた状態で糖質を多く含む炭水化物（ご飯、パンなど）をたくさん食べると、糖質が速やかに吸収されて血糖値が急上昇します。また、体内でエネルギーにならなかった糖質は、脂肪として蓄えられます。それを防ぐのがベジファーストで、野菜を先に食べることで満腹中枢を刺激して食欲を抑え、野菜に含まれる食物繊維によって糖質、脂質の吸収を抑えます。

　しかし、ただ先に野菜を食べれば良いわけではありません。ゆっくり噛んで5分以上食べなければ効果がありません。ゆっくり、よく噛む行為が満腹中枢を刺激するのです。「ベジファースト」は、食べる順番とともに、ゆっくり、よく噛むことが大切なのです。

2）太りにくくなります

　噛む回数が増えると、満腹中枢に作用して、食欲を抑制するホルモンのコレシストキニンが長時間分泌されます。そうすると、食後の満腹感が長く持続します。その結果、ゆっくり食べる人は、はやく食べる人より太りにくいことがわかっています（▶4）。

3）脳が活性化します

　噛むことで脳を刺激し活性化させることが明らかになってきています。噛むとまず、脳の前頭前野が活性化します。前頭前野は人間だけがもつ最も知的な領域です。情報の統合、判断、行動、記憶のコントロール、コミュニケーションなど社会生活を営む上で非常に重要な役割を果たしています。

　前頭前野を刺激する方法には、音読や計算、手作業などがありますが、一番かんたんな方法が噛むことです。認知症の予防や記憶力の向上も期待できます。「ペンフィールドの脳地図」（▶5）からも、噛むことと脳の関係がわかります。

▶4　噛む回数とホルモン分泌

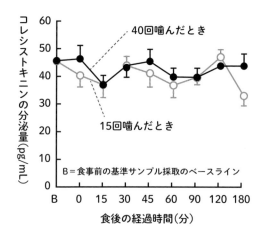

（Yong Zhu, et al. Increasing the number of masticatory cycles is associated with reduced appetite and altered postprandial plasma concentrations of gut hormones, insulin and glucose, Br J Nutr,2013;110:384–390 より抜粋）

▶5　ペンフィールドの脳地図

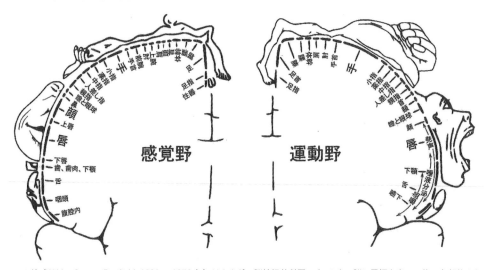

ペンフィールド（Wilder Graves Penfield, 1891 〜 1976 年）はカナダの脳神経外科医です。ヒトの脳に電極を当て、体の各部位からの刺激の入力が感覚皮質のどの部分に投射されているか示した脳地図（運動野・感覚野と脳の関係図）をつくりました。手や指、口（舌）からの刺激に対応する脳の面積がとても大きくなっています。

❸ ひみこの歯がいーぜ！

噛むことは全身の健康と関係があります。その効果をわかりやすく標語にしたものが「ひみこの歯がいーぜ」です。この標語は教育現場や社会教育でも使われています（▶6）。みなさんは「8020運動（ハチマルニイマル うんどう）」を知っていますか？　80歳になっても自分の歯を20本残そうというプロジェクトです。よく噛むためには「歯」が大切ですからね。

現代に生きる私たちも、卑弥呼の時代に生きた人々のように、長く元気に、健康にたくましく生きられたらいいですね。どうですか？　しっかり噛みたくなったでしょう？

▶6「ひみこの歯がいーぜ」

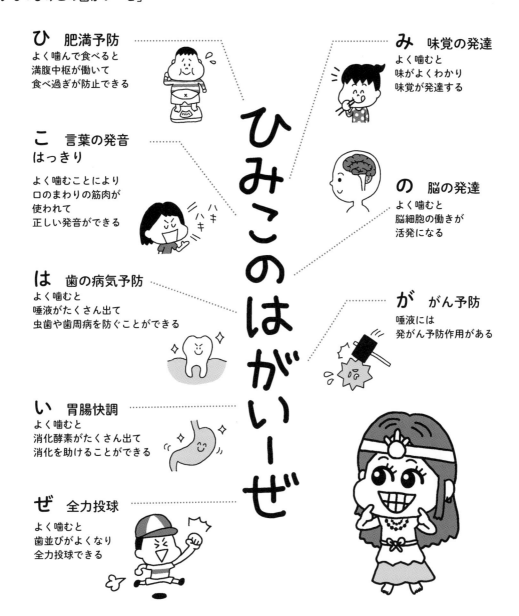

ひ　肥満予防
よく噛んで食べると
満腹中枢が働いて
食べ過ぎが防止できる

**こ　言葉の発音
はっきり**
よく噛むことにより
口のまわりの筋肉が
使われて
正しい発音ができる

は　歯の病気予防
よく噛むと
唾液がたくさん出て
虫歯や歯周病を防ぐことができる

い　胃腸快調
よく噛むと
消化酵素がたくさん出て
消化を助けることができる

ぜ　全力投球
よく噛むと
歯並びがよくなり
全力投球できる

み　味覚の発達
よく噛むと
味がよくわかり
味覚が発達する

の　脳の発達
よく噛むと
脳細胞の働きが
活発になる

が　がん予防
唾液には
発がん予防作用がある

ひみこのはがいーぜ

3 | おやつを食べるなら、何時に食べるといいの？

❶ オジギソウが教えた「体内時計」

オジギソウという植物を知っていますか？　つつくと小さい葉が先端から閉じる、あの不思議な植物です。1729 年、フランスの化学者ドゥ・メランはある実験をしました。朝になると葉が開き、夜になると閉じて垂れ下がる性質のあるオジギソウを、昼夜のわからない暗い部屋で育ててみたのです。するとオジギ

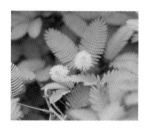

ソウは、真っ暗闇の部屋でも、朝になれば葉を開き、夜になれば葉を閉じる行動を毎日繰り返しました。この実験から、オジギソウには「時計らしきもの」が備わっていることがわかったのです。それから約 230 年後、この「時計らしきもの」に「体内時計」という名がつき、1997 年に、ヒトの体内時計をつかさどる「時計遺伝子」が発見されました。

❷ 体内時計の司令塔「時計遺伝子」

時計遺伝子には「中枢時計遺伝子」と「末梢時計遺伝子」の 2 つがあります。中枢時計遺伝子は脳の視交叉上核（視床下部の一部）にある約 20,000 個の神経細胞に、末梢時計遺伝子は脳以外の細胞中にあります。

中枢時計遺伝子は睡眠、覚醒、血圧、体温、ホルモン分泌などの生理機能のリズムを統括します。末梢時計遺伝子は各臓器等のリズムを統括します。**2 つの時計遺伝子が同調して働くことで、体温や睡眠、エネルギー代謝などの生命活動、その日の体調、スポーツ活動など、あらゆる身体活動がスムーズに働くことができ、1 日の生活リズム*が整います。**

▶ 1　2 つの時計遺伝子とリセット方法

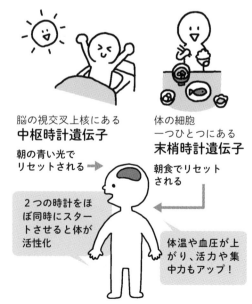

脳の視交叉上核にある
中枢時計遺伝子
朝の青い光でリセットされる

体の細胞
一つひとつにある
末梢時計遺伝子
朝食でリセットされる

2 つの時計をほぼ同時にスタートさせると体が活性化

体温や血圧が上がり、活力や集中力もアップ！

人体の不思議が一つあります。中枢時計遺伝子は1日何時間周期か知っていますか？　実は24時間*を少し超えています。1日24時間という地球の自転周期とわずかなズレがあるのです。このズレは毎日、朝日と朝食が無意識にリセットしてくれています（▶1）。

❸ 時間栄養学でより健康に

体内時計についての研究が進む中で、食事や栄養素との関係もあきらかになってきました。「何をいつ（when）、どのように（how）食べるか」という視点でみる「時間栄養学（じかんえいようがく）」が、今、注目を集めています。たとえば「いつ、どのような栄養素を摂（と）ると肥満や生活習慣病になりやすいか（逆に予防につながるか）」、「スポーツでのパフォーマンスを最大限発揮するには、いつ、どのような食事をすればよいか」などです。時間栄養学は、健康維持はもちろん、食育、スポーツ栄養などの分野で幅広く活用されています。では、いくつか研究成果を紹介しましょう。

1）朝食を抜くと、学力や体力の低下を招きます

　生体リズムのリセット係不在の「朝食抜き」。その悪影響は研究や調査で明らかになっています。たとえば、朝食を毎日食べている小・中学生は食べない場合より、学力テストや体力テストの成績がよい傾向がみられるという報告があります（▶2、3）。

▲「早寝早起き朝ごはん」シンボルマーク

　文部科学省は「早寝早起き朝ごはん（はやねはやおきあさごはん）」運動を2006年から積極的に進めています。この取り組みのきっかけは30年前の自治医科大学の研究報告でした。朝食を日常的に食べている学生は入学時の偏差値によらず成績が良かったことから、学生に対し、毎日朝食を食べるように指導したところ、医師国家試験の合格率がなんと100％までになりました。その後、防衛医科大学でも研究がおこなわれ、朝食と学業成績には関係があることが証明されました。

　朝食は英語で「breakfast」。break（破る）＋ fast（飢餓（きが））で、長い睡眠で飢餓状態になった体に栄養を補給する食事です。朝食を毎日食べると右脳・左脳機能に共通の脳活性があることもわかっています。エネルギー補給のためにも、生体リズムを整えて1日1日を健康に過ごすためにも、朝食はしっかり食べましょう。

2）夜食（やしょく）は「脂肪ため込みモード」の体に脂肪を注ぎ込んでいます

　「ビーマルワン（BMAL1）」という言葉を聞いたことはありますか？　ビーマルワンは時計

---

*私たちは、夜になったら眠り、朝になったら目覚めて活動します。この「夜は眠り、朝になったら目覚める」という基本的な生体リズムを概日リズム（サーカディアンリズム）といいます。これは「時計遺伝子」の働きによって太古の昔から繰り返されてきた営みで、ヒトにかぎらず動物や植物、バクテリアにいたるまですべての生物に組み込まれています。
*今まで25時間といわれていましたが、最近の研究では平均24時間10分、長い人では24時間30分です。

▶ 2　朝食の摂取と学力調査の平均正答率との関係（2022 年）

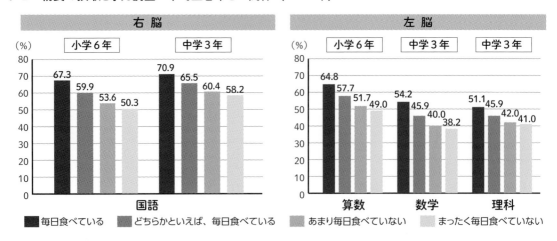

（文部科学省「全国学力・学習状況調査」）

▶ 3　朝食の摂取と新体力テストの結果との関係（2021 年）

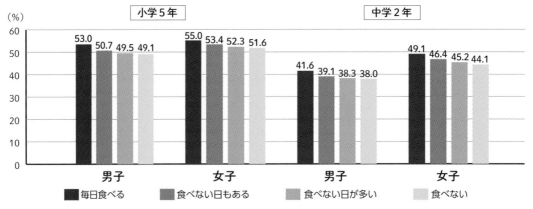

（スポーツ庁「全国体力・運動能力、運動習慣等調査」）

遺伝子の一つで、**体内で刻(きざ)まれる活動リズムが正常に機能するよう調整しています**。加えてもう一つ、体に脂肪をため込むよう指令を出す働きがあります。別名「**脂肪遺伝子(しぼういでんし)**」です。

　ビーマルワンは、朝 6 時から夕方 6 時ごろまでは働きが低下します。この時間帯に食べたものは脂肪として蓄えられにくくなります。逆に、午後 10 時から午前 2 時までの間はビーマルワンの活性がピークに達し、脂肪をどんどん体にため込もうとします。この時間帯に食べると、朝食と同じエネルギーの献立であっても 4 倍太りやすいといわれています（▶4）。

　食事は、ビーマルワンの働きが低下している朝 6 時から遅くても午後 10 時までに食べましょう。脂肪として蓄えにくくなりますから、ダイエットにも効果的です。午後 10 時を過ぎたら高カロリーのものは、ぐっと我慢(がまん)です。そうはいっても、勉強や仕事などで夕食の遅くなる人はいるでしょう。その場合は「分食」がおすすめです。午後 10 時までに、おにぎりやサンドイッチ、バナナ、ヨーグルトなどを食べておき、帰宅後の遅い時間には消化のよい軽めの食事を補うという方法です。

3) なぜ、おやつは「3時」？

　私たちが食べ物を食べ、消化・吸収されると血糖値*が上がります。血糖値が上がり過ぎてしまうと毛細血管が傷ついたり全身の細胞の働きが低下して、さまざまな合併症が起こります。その血糖値を正常値に維持する働きをするのが、すい臓から分泌されるホルモン「インスリン」です。インスリンの分泌が最も活発になる時間は午後3時前後であることがわかっています。おやつには甘いものを食べることが多いですが、この時間に食べれば、**血糖値の上昇がコントロールされ、血糖値が上がりにくく、体への負担が少なくてすみます。さらに、ビーマルワンの働きが低下している時間帯でもあります。**ほっと一息の3時のおやつは、心と体にやさしいのです。

4) 骨は夜、つくられます

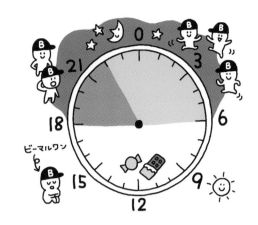

▶ 4 「ビーマルワン」の1日のリズム

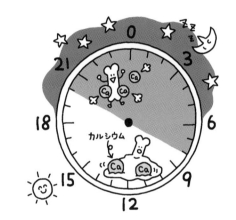

▶ 5　骨のカルシウムの溶出・沈着のリズム

　骨は絶えず、古くなった骨組織を新しくつくり変えています。骨に含まれるカルシウムは、昼間に骨から血液へ溶け出します。そして、血液によって運ばれたカルシウムが骨に沈着する量は午後8時から増え始めます（▶5）。

　20歳ごろまでの成長期には、骨の両端にある成長軟骨板（骨端線）にある軟骨細胞が増えることによって骨が伸び、その分、身長が伸びていきます。この軟骨細胞を増やすには成長ホルモンの働きかけが必要なのですが、成長ホルモンは、就寝直後から集中的に分泌されます。

　骨の健康を保ち、成長期に骨を育て、骨粗しょう症を予防するために、牛乳やヨーグルトなどのカルシウム含有量の多い食品を夕食に摂取すると効果的です。ただし、この時間は脂肪合成を促進するビーマルワンが働く時間でもあります。低脂肪のものを選ぶとよいでしょう。

---

*血糖とは血液に含まれるぶどう糖のことであり、その濃度のことを血糖値といいます。

ライオンはまず野菜を食べる

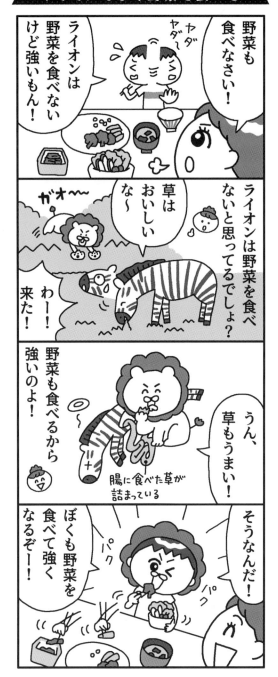

　ライオンは肉だけを食べていると思われていますが、それは違います。実は野菜を食べています。

　ライオンの食事のようすを観察すると、まず最初に、獲物の肛門を食いやぶり、そこから腸管を引きずり出します。肛門近くは便ですから、ライオンは食べません。さらに引きずり出すと、中がグリーンに透けて見えるやわらかい腸管が出てきます。グリーンは何でしょう？　そう、獲物が食べた草です。つまり、消化して便になる前の、草の溶けたものをライオンは食べているのです。

第 2 章

ヒトの体は
何でできているの?

栄養素のリテラシー

1 | ヒトの体を つくっているものは何？

→ 食品から摂る「栄養素」でできています

❶ ヒトの体の成分

　ヒトの体がどのような成分からできているか知っていますか？　約60％が水分、残りの40％はたんぱく質、脂質、炭水化物（糖質）などです（▶1）。では、これらの成分を、私たちはどこから得ているのでしょうか？　わかりますよね。毎日食べている食品一つひとつに含まれる成分から得ているのです。

▶1　ヒトの体の構成成分

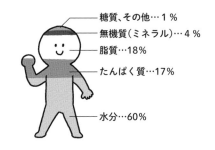

糖質、その他…1％
無機質（ミネラル）…4％
脂質…18％
たんぱく質…17％
水分…60％

（奥恒行・柴田克己編『基礎栄養学　改訂第5版』南江堂）

❷ 消化・吸収と栄養、栄養素

　食べた食品はまず、口や食道、胃などの消化管を通過しながら分解され、体に取り込みやすい物質に変えられます。この過程を**消化**といいます。次に、消化によってできた物質をおもに小腸から体の中に取り込みます。これを**吸収**といいます（▶2）。吸収された成分は活動のエネルギーに使われたり、筋肉や骨、内臓などの体の組織をつくったり、体調を整えたりするのに使われます。そして最後に、不要なものは排泄されます。この、食べ物を食べ、消化・吸収し、成分を利用し、不要物として排泄するまでの一連の過程を**栄養**といいます。そして、食品に含まれる数多くの成分のうち、ヒトが生きるために欠かせない、ヒトの体の構成成分ともなる成分のことを**栄養素**といいます。

❸ 栄養素の種類と働き

　代表的な栄養素は、炭水化物、脂質、たんぱく質、無機質（ミネラル）、ビタミンの5つです（▶3）。これらを「**五大栄養素**」といいます。このうち炭水化物、脂質、たんぱく質は摂る量も多く、エネルギーの供給源となるので「**三大栄養素**」といいます。無機質やビタミンはエネルギーを発生しませんし、必要な量も微量ですが、無機質はおもに骨や血液の成分として、ビタミンは炭水化物（糖質）や脂質をエネルギーに変えたり、さまざまな神経の働きに関与するなど、体の働きを円滑にする役割を果たす欠かすことのできない栄養素です。

▶ 2 消化と吸収

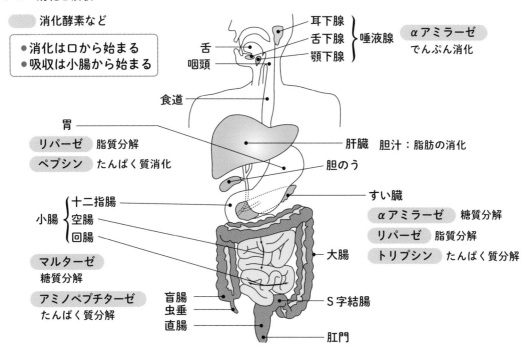

消化酵素など

- 消化は口から始まる
- 吸収は小腸から始まる

耳下腺
舌下腺 ｝唾液腺
顎下腺
舌
咽頭

αアミラーゼ
でんぷん消化

食道

胃
リパーゼ 脂質分解
ペプシン たんぱく質消化

肝臓 胆汁：脂肪の消化
胆のう

すい臓

十二指腸
小腸 空腸
回腸

αアミラーゼ 糖質分解
リパーゼ 脂質分解
トリプシン たんぱく質分解

大腸

マルターゼ
糖質分解

アミノペプチターゼ
たんぱく質分解

盲腸
虫垂
直腸

S字結腸

肛門

▶ 3 栄養素の種類と働き

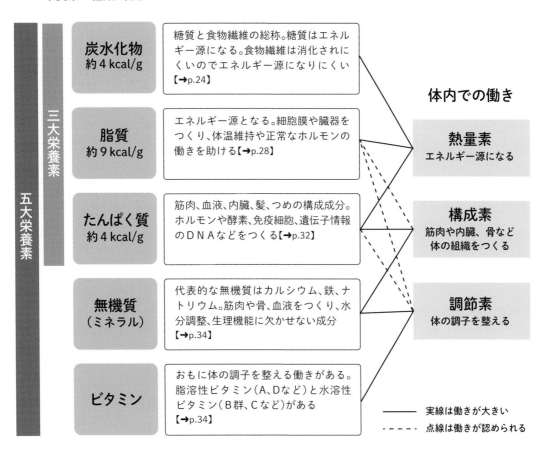

五大栄養素	三大栄養素	炭水化物 約4 kcal/g	糖質と食物繊維の総称。糖質はエネルギー源になる。食物繊維は消化されにくいのでエネルギー源になりにくい【→p.24】		
		脂質 約9 kcal/g	エネルギー源となる。細胞膜や臓器をつくり、体温維持や正常なホルモンの働きを助ける【→p.28】	熱量素 エネルギー源になる	
		たんぱく質 約4 kcal/g	筋肉、血液、内臓、髪、つめの構成成分。ホルモンや酵素、免疫細胞、遺伝子情報のDNAなどをつくる【→p.32】	構成素 筋肉や内臓、骨など体の組織をつくる	
		無機質（ミネラル）	代表的な無機質はカルシウム、鉄、ナトリウム。筋肉や骨、血液をつくり、水分調整、生理機能に欠かせない成分【→p.34】	調節素 体の調子を整える	
		ビタミン	おもに体の調子を整える働きがある。脂溶性ビタミン（A、Dなど）と水溶性ビタミン（B群、Cなど）がある【→p.34】		

体内での働き

―――― 実線は働きが大きい
- - - - - 点線は働きが認められる

2 | 炭水化物はエネルギーになるの？

→大切なエネルギー源です

❶ 炭水化物は「糖質」と「食物繊維」を合わせたもの

炭水化物とは、その名の通り、炭素（C）と水（H_2O）の化合物です。人体の成分としては1％にもなりませんが【→ p.22 ▶1】、成人が必要とする総エネルギーに占める炭水化物の比率は50〜65％と最も多い、重要な栄養素です。人体の成分として少ないのは、すぐにエネルギー源として使われ、余ると中性脂肪に変えて蓄えられたり、消化されずに排泄されたりしてしまうものがあるからです。

炭水化物は、エネルギー源になるか、なりにくいかで2つに分けられます。エネルギー源になるものを糖質、エネルギー源になりにくいものを食物繊維といいます。

炭水化物＝糖質＋食物繊維

また、炭水化物はつながっている糖の数による分類があります。糖が1個のものを単糖類といい、炭水化物の最小単位です。2個のものを二糖類、二糖類を含む2〜10個程度のものを少糖類、それ以上のものを多糖類といいます（▶1、2）。

❷ 糖質は大切なエネルギー源です

糖質は、三大栄養素の中で一番はじめにエネルギー源として使われる栄養素です。1g当たり約4kcalのエネルギーを発生します。アスリートは試合当日、試合時間の3時間ほど前に炭水化物を摂る食事をしてエネルギー補給をします。また、日本人の体は炭水化物から効率よく栄養素を摂ることのできるつくりになっていることは、第1章でふれました。ヒトにとって、日本人にとって重要な燃料です。

糖質には、単糖類のぶどう糖（グルコース）や果糖（フルクトース）、二糖類のしょ糖（スクロース）、多糖類のでんぷん（アミロース、アミロペクチン）、などがあります。食べ物から摂った糖質は、最終的にぶどう糖にまで分解され、血液を通して各細胞に運ばれ、エネルギー源として利用されます。一部はグリコーゲンに変えて肝臓に蓄えられます。

糖質が不足すると疲労感が増し、集中力の低下がみられます。ぶどう糖が必要な脳や神経で供給不足が起こると意識障害を起こすこともあります。勉強や仕事で頭を使うと甘いもの

が欲しくなることがありませんか？　それは脳がエネルギー不足になり、ぶどう糖を必要と
しているからです。反対に摂り過ぎると、消費されなかった糖質は中性脂肪として蓄えられ
【→ p.28】、肥満の原因になります。

　糖質が体内でエネルギーに変わるときには、ビタミンB₁が必要です。食事では、ご飯や
パン、めんから多くの糖質を摂ることになりますが、ビタミンB₁を多く含む玄米や豚肉な
どを十分に摂るようにしましょう。

▶ 1　炭水化物の分類

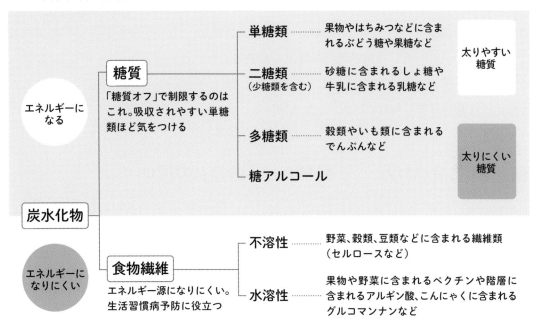

（奥恒行・柴田克己編『基礎栄養学　改訂第5版』南江堂）

▶ 2　糖類と糖の構造

	ぶどう糖（グルコース）	果糖（フルクトース）	ガラクトース
単糖類			
	麦芽糖（マルトース）	しょ糖（スクロース）	乳糖（ラクトース）
二糖類	ぶどう糖＋ぶどう糖	ぶどう糖＋果糖	ぶどう糖＋ガラクトース
	でんぷん（アミロース）	でんぷん（アミロペクチン）	グリコーゲン
多糖類	ぶどう糖が 1本の鎖状に 無数につながっている	ぶどう糖が 鎖状に無数につながり、 途中、枝分かれしている	ぶどう糖が 鎖状に無数につながり、 途中、枝分かれしている

ヒトの体は何でできているの？

25

❸ 食物繊維は病気の予防に役立つもの

　食物繊維は「ヒトの消化酵素で消化されにくい難消化性成分の総体」と定義されています。ほとんど消化・吸収されずに大腸まで行き、排泄されます。ずっと何の役にも立たないと思われていましたが、近年、腸内環境の改善や生活習慣病の予防に役立つことがわかり、注目されています。食物繊維は、水溶性と不溶性に分けられます。

① **水溶性食物繊維**：腸内細菌の改善、コレステロール低下作用、便秘の予防、糖尿病発症リスクの低減、肥満予防

② **不溶性食物繊維**：便秘の予防・解消、有害物質の排泄、（よく噛むことで）あごの強化、虫歯予防、大腸がんの予防

　食事摂取基準【➡ p.40】では1日当たり、成人男性21ｇ以上、成人女性18ｇ以上を摂るようにという目標が設けられています。食物繊維は、食べ物から摂るかぎり摂り過ぎる心配はありませんが、サプリメントなどで多量に摂ると下痢を起こすことがあります。

❹ どちらも甘いけど…。「糖類」と「糖分」の違い

　砂糖やはちみつ、あめの主成分は「糖類」であり、「糖分」です。「糖類」も「糖分」もどちらも「甘いもの」を指す言葉ですが、「糖類」には定義があります。**糖類とは、多糖類を除く単糖類、二糖類の総称です。**

　糖というのは不思議で、たくさんつながるほど甘さが減少します。たとえば、多糖類のでんぷんは、ぶどう糖がたくさんつながっているのに甘くありません。でんぷんを多く含む「ご飯」は甘くないですね。でも、よく噛んでいるとほんのり甘みを感じます。これは唾液中の消化酵素が、甘くなるところまで糖のつながりを分解したからです。

　一方、「糖分」には厳密な定義はありません。糖質と同じ意味で使われたり、糖類をあらわしたりと、あいまいな使われ方をします。

❺ 低エネルギーが売りの「オリゴ糖」

　「オリゴ糖」の「オリゴ」とはギリシャ語で「少し」という意味です。オリゴ糖は少糖類のことなのですが、定義はややあいまいです。一般に「オリゴ糖」という場合、二糖類は含まず、糖が3個以上〜10個程度つながっているものを指します。

　オリゴ糖は天然にもありますが、注目されているのは化学合成されているものです。代表的なものにフラクトオリゴ糖、大豆オリゴ糖があります。砂糖に比べて甘みはおだやかです。消化されにくくエネルギーになりにくいので、摂取しても血糖値の上昇にほとんど影響しません。砂糖1ｇ当たりのエネルギーは約4kcalですが、オリゴ糖は種類にもよりますが約2kcalです。また、**整腸作用があり、ビフィズス菌などの栄養源になって善玉菌を増やす効**

果があることからトクホ（特定保健用食品【→p.82】）として認められています。

❻ 存在感を増している「糖アルコール」

　みなさん「キシリトール」は知っていますね？　さわやかな甘さで低エネルギーで、虫歯の原因菌の活動を抑制する働きがあることから、ガムなどの菓子類、清涼飲料水、歯磨き粉にまで使われている甘味料です。キシリトールは、糖質の一つ、糖アルコールです。糖アルコールの多くは自然界に存在します。キシリトールはカバノキから発見されたので、ギリシャ語で「木」を意味する「xylon」からキシリトール（xylitol）と命名されました。ただ、自然界に存在しても量が少ないのが難点で、現在は、でんぷんなど糖質を含む食品から人工的に大量生産されています。

　糖アルコールの特徴は、①熱、酸、アルカリに強いこと、②微生物の栄養源になりにくいこと、③消化されにくく低エネルギーで血糖値に影響しないことです。①、②は加工食品の製造上、製品の質の向上や保存管理に大きな役割を果たしています。エネルギーは2kcal前後のものが多いですが、エリスリトールは国内で唯一0kcalと認められ、「ノンカロリー表示」ができる、非常にまれな糖質です。

　糖アルコールは今や、食品、病者用食品、化粧品、医薬品など幅広く使われています。虫歯や肥満予防などに有効ですが、過剰に摂取すると消化不良を起こすこともあります。

column　　エネルギーとカロリーはどう違うの？

　「この食品は低エネルギーだ」

　「この食品は低カロリーだ」

　どちらもよく聞いたり、使われたりする表現です。一般には「低カロリー」のほうがなじみがあるかもしれません。

　「エネルギー」も「カロリー」もどちらも「熱量」＝「体を動かすために使われる活動源の量」を指して使う言葉です。しかし、厳密にいうと、エネルギーは「熱量」のこと、カロリーはエネルギーの「単位」です。エネルギー量をあらわす用法から転じて、「エネルギー」のことを「カロリー」ともいうようになりました。つまり、「この食品は低エネルギーだ」というのがより正確な言い方です。

　「食品成分表」【→p.42】では、エネルギーは「kJ（キロジュール）」と「kcal（キロカロリー）」の2つの単位で示されています。エネルギーの単位は国際単位では「kJ」と決められています。しかし、これまでの経緯から、栄養学など限定された分野では「kcal」を使うことが認められています。現在、栄養学においても国際単位への移行が世界的にすすめられています。ニュージーランドや中国、オーストラリアの栄養成分表示はすでに「kJ」に移行済みです。日本でもゆくゆくは「kcal」は消えて「kJ」になるかもしれません。

　ちなみに1kcal＝4.184kJ、1kcalは「1gの水の温度を1℃上げるのに必要な熱量」です。

3 | 食べた脂質は 体脂肪になるの？

→脂質の働きは1つではありません

❶「脂質」と「脂肪」の違い

「脂質」と「脂肪」の違いは何でしょう？　答えは、ほぼ同じ意味です。

　脂質は、中性脂肪、リン脂質、コレステロール、脂肪酸などに分けられます（▶1）。中性脂肪はエネルギー源となったり、熱伝導性が低いので体の保温に役立ったり、弾力性があるのでクッション役として内臓を保護する働きがあります。リン脂質は細胞膜や脳、神経組織の構成成分となります。コレステロールは細胞膜や胆汁酸の原料となり、副腎皮質ホルモンや性ホルモンを合成します【→ p.64】。

　脂質の大部分は中性脂肪です。そのため脂質のことを、中性脂肪を省略した「脂肪」と呼ぶことがあります。栄養素としては、「脂質」という総称のほうが使われます。

　また、体に蓄積された脂質のことを「体脂肪」といいます。体脂肪には皮膚の下に蓄積する「皮下脂肪」と内臓の周囲に蓄積する「内臓脂肪」があります【→ p.110、129】。

▶1　脂質の分類、構造、種類、働き

分類	構造	種類	働きなど
単純脂質	グリセロール　脂肪酸	中性脂肪	食品に多く含まれる。エネルギー源となる。摂り過ぎると体脂肪になる
複合脂質	脂肪酸　脂肪酸　糖　（リン）	リン脂質	細胞膜／リポタンパク質の膜を構成し、物質の細胞内外への透過を調節
		糖脂質	脳や神経組織に広く存在。細胞膜も構成
誘導脂質	飽和脂肪酸　不飽和脂肪酸	コレステロール	細胞膜、胆汁酸、ステロイドホルモンの原料
		脂肪酸	中性脂肪やリン脂質などの原料になる。さまざまな働きがある

❷ 脂質はすぐれたエネルギー源

　私たちが食べる脂質は大部分が中性脂肪です。脂質のおもな働きは、炭水化物やたんぱく質と同様にエネルギー源になることです。炭水化物は 1 g 当たり約 4 kcal、たんぱく質も約 4 kcal のエネルギーになりますが、脂質は 2 倍以上の約 9 kcal のエネルギーを生み出します。

　体内のぶどう糖【➡ p.24】が不足すると、次に、脂質がエネルギー源として使われます。一度にたくさんの食事ができない高齢者や子ども、運動部でがんばる中高生やアスリートにとって、適度な体脂肪の蓄積はエネルギー源として重要です。

❸ 脂質は「脂肪酸」が鍵

　中性脂肪はグリセロールに脂肪酸が 3 つ結合しています（▶1）。脂肪酸は、体の中でさまざまな働きをします。一方で、摂り過ぎが病気につながることもあります（➡ p.31 ▶4）。

　脂肪酸は、分子の構造から大きく 2 つに分けられます。分子中に二重結合をもたないものが飽和脂肪酸、二重結合をもつものが不飽和脂肪酸です。不飽和脂肪酸はさらに、二重結合を 1 つだけもつ一価不飽和脂肪酸、2 つ以上もつ多価不飽和脂肪酸に、二重結合がある位置によって n-6 系（ω6）脂肪酸と n-3 系（ω3）脂肪酸、n-9 系（ω9）脂肪酸などに分かれます（▶2）。そして、不飽和脂肪酸の中には、体内で合成できないものがあります。それを必須脂肪酸といい、必ず食品から摂らなければなりません【➡ p.56】。

▶ 2　飽和脂肪酸・不飽和脂肪酸の構造

炭素原子の n 末端から何番目に最初の二重結合があるかで系列が決まります。αリノレン酸は 3 番目なので n-3 系列リノール酸は 6 番目にあるので n-6 系列、となります。

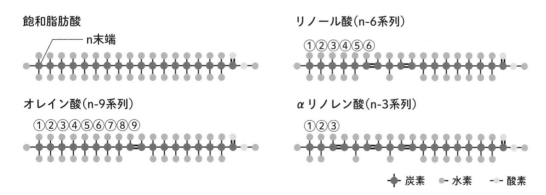

飽和脂肪酸

n末端

リノール酸(n-6系列)

①②③④⑤⑥

オレイン酸(n-9系列)

①②③④⑤⑥⑦⑧⑨

αリノレン酸(n-3系列)

①②③

🔶 炭素　🔵 水素　🔵 酸素

❹ 食品に含まれる脂肪酸の見分け方

　中性脂肪は、結合している脂肪酸によって形状が変わります。飽和脂肪酸が結合している中性脂肪は常温で固体です。常温で固体のあぶらを「脂」といいます。バターや牛脂（ヘッ

ト）、豚脂（ラード）は飽和脂肪酸が多く含まれます。不飽和脂肪酸が結合している中性脂肪は常温で液体です。**常温で液体のあぶらを「油」といいます。**サラダ油やオリーブ油、魚油などは不飽和脂肪酸が多く含まれます。形状を見ると、含まれている脂肪酸の種類が判断できます。

例外があります。マーガリン、ショートニングです。原料の植物油は液体ですが、水素を添加することによって不飽和脂肪酸を飽和脂肪酸に変え、固体になるように加工しています。これを「加工脂」といいます。加工脂については近年、副産物としてできるトランス脂肪酸【➡ p.59】の悪影響が問題視されています。

❺ 太る原因は、脂質？

「脂質」「脂肪」と聞くと「太る」「ダイエットの敵」と控える傾向にありますが、脂質だけが太る原因なのでしょうか？　脂質さえ避ければ、太らないのでしょうか？

ここでクイズです。

Aさんは健康診断で中性脂肪が高いといわれました。AさんのBMI【➡ p.110】は正常で総エネルギー摂取量も適正範囲でした。Bさん、CさんがAさんに食事のアドバイスをしました。中性脂肪を下げるためには、どちらのアドバイスが適正だと思いますか？

Bさん

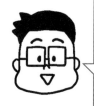

「揚げものや肉料理が好きではありませんか？」
「脂肪の多い食品や料理はカロリーが高いので減らして、その分をご飯やめん類にするとよいと思います」

Cさん

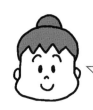

「ご飯やめん類が好きではありませんか？」
「炭水化物を減らして、その分のカロリーを揚げものや肉料理で補うとよいと思います」

あなたの答えはどちらですか？

もし、炭水化物から摂っていたエネルギーの一部を脂質に変えたらどうなると思いますか？　それを調べた試験があります。総エネルギー摂取量は変えずに、5％分を炭水化物から3種類の脂肪酸のいずれかに食べ変えて中性脂肪値の変化を調べました。結果、どの脂肪酸に食べ変えても中性脂肪値は下がりました。中性脂肪値を上げやすいのは、脂質よりも炭水化物であることがわかりました（▶3）。

クイズのAさんのように、健康診断で「中性脂肪値が高いですね」といわれた場合、肥満【➡ p.110】だったら、それは食べ過ぎと運動不足が原因です。油脂の多い食事も一因ですが、食べ過ぎているのは油脂だけではないはずです。

一方、肥満ではないのに中性脂肪値が高いといわれたら、炭水化物かアルコールの摂り過ぎの可能性が高くなります。したがって、**クイズの答えはCさんです。**

中性脂肪になるのは脂質だけではありません。消費しきらずに残った糖質は中性脂肪に変

えて貯蔵されます【➡ p.24】。体が中性脂肪を大切にため込むのは、いついかなるときでも、エネルギー源になるものが体内から欠乏しないように備える、ヒトが生物として生き残るための生命維持のしくみなのです【➡ p.8】。

脂質の摂り過ぎは確かに太ります。しかし、すべての脂質が太る原因になるわけではありません。たんぱく質同様に、体の組織をつくったり、体の機能調節にかかわる成分をつくったり、病気を予防したり、認知機能や神経組織を活性化させたりする脂質もあります。

脂質の働きは一つではありません。体にとって重要な栄養素です。毛嫌いせずに、適切に摂れるようになりましょう（▶4）。

▶ 3　炭水化物から摂取するエネルギーの一部を脂質に変えたときの中性脂肪値の変化

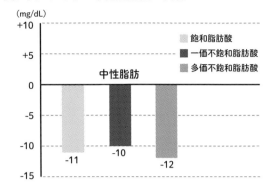

（R P Mensink et al.Effect of dietary fatty acids on serum lipids and lipoproteins. A meta-analysis of 27 trials,Arterioscler Thromb.1992 Aug;12(8):911-9.）

▶ 4　脂肪酸の種類・特徴と食生活

分類			おもな脂肪酸	多く含む食品	働き	食生活
飽和脂肪酸	短鎖		酪酸	バター	・おもにエネルギー源となる ・コレステロールの7〜8割は飽和脂肪酸を原料としてつくられる	摂り過ぎに注意 😖 摂り過ぎると動脈硬化性疾患の原因となる
	中鎖		ラウリン酸	やし油 ココナッツ油		
	長鎖		ミリスチン酸	やし油 パーム油		
			パルミチン酸	牛や豚の脂		
			ステアリン酸	牛や豚の脂		
不飽和脂肪酸	一価	n-9系（ω9）	オレイン酸	オリーブ油 なたね油 サラダ油 牛や豚の脂	・血液中のコレステロールを低下させる ・酸化されにくい	適度に摂る 😀
	多価	n-6系（ω6）（必須脂肪酸）	リノール酸	多くの植物油	・血液中のコレステロールを低下させる ・動脈硬化予防	摂り過ぎに注意 😖
			γリノール酸	月見草油 母乳	・血糖値、血圧低下	
			アラキドン酸	レバー 卵白 さざえ	・血圧を調節 ・免疫系の調節	
		n-3系（ω3）（必須脂肪酸）	αリノレン酸	えごま油 あまに油	・高血圧、心疾患の予防 ・体内で一部がEPAになる	積極的に摂ろう 😄
			EPA（IPA）	まぐろ、ぶり さば、はまち	・抗血栓作用（血液をサラサラにする） ・中性脂肪の減少 ・脂質異常症、動脈硬化予防	
			DHA	さんま、まぐろ、 ぶり いわし、はまち	・抗血栓作用 ・脳の機能を高める ・脂質異常症、動脈硬化予防	

4 | たんぱく質は 体をつくる栄養素なの？

→生命維持に欠かせません

❶ たんぱく質は生命維持の要

ヒトの体の構成成分で水分の次に多いのがたんぱく質です【→ p.22 ▶1】。

たんぱく質は、筋肉、臓器、血液、皮膚、毛髪、つめなど、体のあらゆる部分を構成しています。また、体の機能調節にかかわるホルモン、酵素、免疫物質などもつくります。約4kcal のエネルギーを発生するエネルギー源でもあります。

ヒトの体に存在するたんぱく質は 10 万種類ともいわれています。それぞれ構造、性状、働きも異なりますが、**すべてのたんぱく質はわずか 20 種類のアミノ酸が約 50 ～ 1,000 個結合したものです**。食品から摂ったたんぱく質はそのまま使われるわけではなく、一度、アミノ酸にまで分解され、全身の筋組織や血液中に貯蔵され、それぞれの場所で、必要なときに、必要なたんぱく質を必要な分だけ、貯蔵しているアミノ酸を使って合成します（▶1）。その合成の設計図をもつのが遺伝子なのですが、その遺伝子もアミノ酸でつくられています。このように、たんぱく質は生命を維持する重要な栄養素なのです。

❷ 不足も過剰も、体にはよくありません

たんぱく質が不足すると、筋肉などを構成しているたんぱく質が分解され、生命の維持のために優先的に使われていきます。その結果、子どもでは体力や免疫力の低下、成長障害、

▶1 たんぱく質とアミノ酸

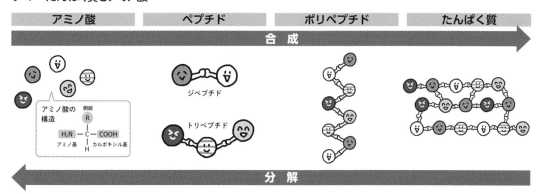

高齢者ではサルコペニア＊やフレイル＊＊につながります。たんぱく質は脂質や炭水化物と違って体に蓄えられません。したがって、１日に必要な量を３食に分けてバランスよく摂ることが大切です。特に、**朝食のたんぱく質不足は運動していても筋力の低下を招きます**。一方、摂り過ぎれば、肥満や腎機能の低下などが心配されます。

❸「プロテイン」、「コラーゲン」は必須？

最近、「運動直後にプロテインを」、「お肌にはコラーゲンを」などとよく耳にします。アミノ酸を効率よく摂取できるように、飲みやすく、かつ低カロリーにした「プロテイン」や「アミノ酸」、「コラーゲン」【➡ p.88】が人気です。

バランスのよい十分な量の食事をしている人は、食事以外からたんぱく質を補充する必要はありません。補充する必要がある人は、筋肉を壊すような激しい運動をするアスリートや筋肉増強をめざすボディビルダーです。筋肉修復のために、運動直後にプロテインやアミノ酸を摂ります。ただし、摂り過ぎは余ったたんぱく質（アミノ酸）を尿中に排出するため、腎機能に負担をかけます。お腹をこわしたり、肥満につながったりするので注意が必要です。

また、食事が摂りにくく、たんぱく質が不足しがちな高齢者にコラーゲンは有効です。ゼリー状のコラーゲンは食べやすく吸収されやすいので、フレイルや床ずれ予防になります。

column　良質のたんぱく質とアミノ酸スコア

　ヒトの体に必要なアミノ酸20種類のうち、９種類は体内で合成することができないか、合成に時間がかかります。その９種類を必須アミノ酸といい、必ず食品から摂る必要があります。

　そのめやすになるのがアミノ酸スコア（アミノ酸価）です。アミノ酸スコアは、ヒトにとって理想的とされる必須アミノ酸の基準（アミノ酸評点パターン ▶2）と食品に含まれる必須アミノ酸の量とを比較して算出します。すべての必須アミノ酸の割合が100％以上であれば、その食品のアミノ酸スコアは100です。アミノ酸スコアが100の肉や魚・卵・大豆・乳製品は良質タンパク質といわれます。

▶ 2　アミノ酸評点パターン（2007年、FAO/WHO/UNU）

15	30	59	45	22	38	23	6.0	39
ヒスチジン	イソロイシン	ロイシン	リシン	含硫アミノ酸（メチオニン＋シスチン）	芳香族アミノ酸（フェニルアラニン＋チロシン）	トレオニン	トリプトファン	バリン

18歳以上　単位 mg/g たんぱく質

＊サルコペニア：筋肉量が低下すること。転倒や骨折から寝たきりにつながるので、高齢者問題の一つとされています。
＊＊フレイル：高齢者の健康な状態と要介護状態の中間に位置し、身体機能や認知機能の低下がみられる状態のことです。

5 | 無機質・ビタミンはなぜ重要なの？

→体の生理機能にかかわるからです

　無機質とビタミンは微量栄養素でありながら、生理機能の調節にかかわっています。さらに無機質は、骨や歯、血液など生体組織の成分です。どちらも微量ですが、体内で合成できないものがほとんどです。そのため、サプリメントには無機質やビタミンが多いのです。不足すると、さまざまな欠乏症が起こります。またどちらも、過剰摂取や薬剤との関係にも気をつけなければなりません。

❶ 無機質（ミネラル）の生理作用

　体を構成する酸素・炭素・水素・窒素（主要4元素）以外の元素を無機質といいます。主要4元素は人体の約96%を占めるのに対し、無機質はわずか4%です。無機質はミネラルとも呼びます。代表的なものはカルシウム、リン、カリウム、ナトリウム、鉄です。栄養素として不可欠なものを必須ミネラルといい、「日本人の食事摂取基準（2020年版）」【→ p.40】では13種類の目標量や推奨量が示されています。無機質の生理作用は、互いに吸収や働きに影響を与えるため、不足や過剰にならないようバランスよく摂らなくてはなりません（▶1）。

❷ ビタミンの生理作用

　ビタミンは、さまざまな栄養素の代謝を円滑にする潤滑油のような役割をします。血管や皮膚、骨などを正常に保ち、新陳代謝をうながす働きもあります。現在、栄養学的に確認されているビタミンは13種類ありますが、その性質から脂溶性と水溶性の2つに分類されます（▶2）。

　脂溶性ビタミンは油脂に溶けやすい性質をもつビタミンです。A・D・E・Kがこれに当たります。脂溶性ビタミンは排泄されにくいため、特にサプリメントでの大量摂取には過剰症が心配されます。ビタミンA（β-カロテン）を多く含む緑黄色野菜は、油で炒めると吸収されやすくなります。なぜなら、それは脂溶性ビタミンだからです。

　水溶性ビタミンは、水に溶けやすい性質をもつビタミンです。ビタミンB群とビタミンCがこれにあたります。水溶性ビタミンは過剰摂取しても体内に蓄積されず、尿中に排泄さ

れてしまいます。また、熱や光に弱い性質もあります。野菜や果物などから食事ごとに一定量摂るようにしましょう。

▶ 1 おもな無機質の種類と働き　（　）内は元素記号

名称	生理作用	おもな食品	欠乏症	過剰症
ナトリウム (Na)	細胞外液の浸透圧維持。筋肉や神経の興奮を抑制	調味料や加工食品に多く含まれる	通常の食生活で問題になることは少ない	血圧上昇胃がん
カリウム (K)	細胞内液の浸透圧維持。心臓や筋肉の機能を調節	いも、野菜、果実、海藻類	筋力の低下脱力感、食欲不振	通常の食生活で問題になることは少ない
カルシウム (Ca)	骨や歯を形成。血液の凝固、筋肉の収縮、神経機能の調節	牛乳・乳製品骨ごと食べられる小魚、緑黄色野菜	骨軟化症骨粗しょう症高血圧	泌尿器系結石ほかの無機質の吸収阻害
マグネシウム (Mg)	骨の構成成分。筋肉の収縮、神経の興奮を抑制	大豆、落花生などのナッツ類、未精製の穀類、海藻類	虚血性心疾患不整脈筋肉のけいれん	通常の食生活で問題になることは少ない
リン (P)	骨や歯を形成。リン脂質や核酸の成分	多くの食品、特に加工食品に含まれる	骨軟化症食欲不振	カルシウムの吸収抑制、腎機能低下
鉄 (Fe)	赤血球のヘモグロビンの成分となり、酸素の運搬にかかわる	レバー、あさり、シジミ、赤身の肉、緑黄色野菜	鉄欠乏性貧血頭痛動悸	鉄サプリメントによる鉄沈着症および中毒
亜鉛 (Zn)	たんぱく質の合成、味を感じる味蕾の形成に関与。多くの酵素の成分	かき（貝）、牛肉豚レバー、小麦胚芽	味覚障害成長障害皮膚炎	通常の食生活で問題になることは少ない

▶ 2 おもなビタミンの種類と働き　（　）内は化学名・別名

	名称	生理作用	おもな食品	欠乏症	過剰症
脂溶性	ビタミンA（レチノール、β-カロテン）	皮膚・粘膜を正常に保つ。目の網膜色素の成分	レバー、うなぎ、緑黄色野菜	夜盲症成長阻害	頭痛、腹痛、吐き気
	ビタミンD（カルシフェノール）	骨の形成促進。血中カルシウムの濃度の調節	魚類きくらげ	骨軟化症骨粗しょう症免疫力低下	高カルシウム症腎機能障害
	ビタミンE（トコフェロール）	細胞膜内の脂質の酸化防止、老化防止	魚類、種実類植物油	溶血性貧血	通常の食生活で問題になることは少ない
	ビタミンK（フィロキノン）	血液凝固作用。骨の形成を助ける	海藻、納豆緑黄色野菜	新生児頭蓋内出血	通常の食生活で問題になることは少ない
水溶性	ビタミンB₁（チアミン）	糖質の代謝の補酵素。神経の機能を正常に保つ	豚肉、玄米大豆、うなぎ	食欲不振、疲労感むくみ、心臓肥大などの脚気症状	通常の食生活で問題になることは少ない
	ビタミンB₂（リボフラビン）	エネルギーの代謝、細胞の再生に関与。発育のビタミンといわれる	各種レバーうなぎ、牛乳納豆	口角炎口唇炎皮膚炎	通常の食生活で問題になることは少ない
	ビタミンC（アスコルビン酸）	コラーゲン生成と保持。筋肉・血管・皮膚・骨の健康維持の関与。抗酸化作用	果実類緑黄色野菜	壊血病歯茎や皮下の出血骨の形成不全	通常の食生活で問題になることは少ない

6 | 水には どんな働きがあるの？

→栄養素はすべて体液という「水」で働きます

❶ 体の60%は水分です

　体の水分を「体液」といい、細胞内を満たすものを細胞内液、それ以外を細胞外液といいます（▶1）。皮膚や血液に水分が多いことはイメージできますが、実は、肝臓や筋肉、脂肪などの組織にも多くの水分が含まれています（▶2）。また、物を見ることができるのは、水晶体に含まれる水の屈折がレンズの働きをし、音が聞こえるのは耳の中のリンパ液の振動が音を伝えるからです。**細胞のあるところ、水あり**です。

　体の水分量は年齢、性別によって異なります（▶3）。高齢者の水分量が減るのは、加齢にともなって細胞数が減ることによります。

❷ 体の水が失われると、どうなる？

　「のどがかわいたな」と思ったときは、体重の1％くらいの水分がなくなっているそうです。体重の4％の脱水でのどがカラカラになり、**10％の脱水で筋肉のけいれんや意識の混乱を起こし、腎機能が失われ、20％以上で命が危険な状態になります。**

　夏の暑いとき、スポーツ中、発熱したときは注意が必要です。体は、汗や呼気が気化するときに体から熱を奪う現象を利用して体温を下げようとします。汗をかけば、体内の水分が減少します。特に、水分量が多く、新陳代謝＊が活発な乳幼児は容易に脱水症を起こし、命にかかわる危険な事態を招くことがあります。のどがかわく前に水分補給をすることが大切です。

❸ 水と栄養素の関係

　栄養素はすべて水に溶けた状態で消化・吸収、運搬されます。糖質、たんぱく質は、消化液に含まれる水に溶け、中性脂肪は胆汁＊によって乳化され、水に溶けるようになります。水に溶けた栄養素に消化酵素が作用すると、栄養素は周囲の水と反応して分解されます。細胞が取り込めるまでに分解された栄養素は、血液（血漿）によって体のすみずみにまで運ばれます。運ばれた栄養素は、細胞周囲の液体成分（間質液）を通して細胞内に入り、新陳代

謝を営みます。不要物は間質液を通して血液に出され、腎臓まで運ばれ、尿として排泄されます。このように栄養素の消化・吸収、細胞への受け渡しなどすべては、水によっておこなわれています。

▶1　体の中の水分（数字は体重に占める割合）

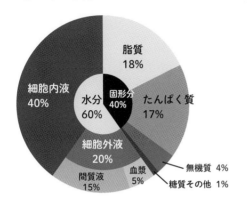

＊血　漿：血液から血球成分を取り除いた液体成分。
　間質液：細胞や組織の間にある液体成分。組織液、細胞間液
　　　　　組織間リンパ液とも呼ばれる。

▶2　各組織ごとの水分含有量

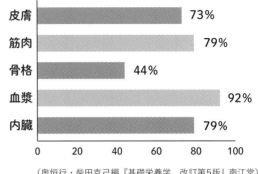

（奥恒行・柴田克己編『基礎栄養学　改訂第5版』南江堂）

▶3　年齢・性別の体の水分量

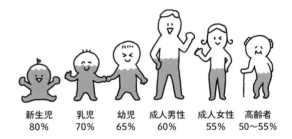

新生児　乳児　幼児　成人男性　成人女性　高齢者
80%　　70%　65%　　60%　　55%　50〜55%

---

 column　　水の摂取と排泄

　水の摂取は、ほとんどが飲料水や食べ物からのものです。それ以外に、体の中で糖質、脂質、たんぱく質がエネルギーになるときに出る水（代謝水）もあります。

　水の調節は、おもに腎臓でおこなわれています。1日に約180mLの血漿がろ過され、不要な物質を尿として排泄しています。また、腎臓は水分の補給が少なければ尿を濃縮して水の排泄を減らし、多ければ尿の量を増やし体内水分量のバランスを保っています。腎臓に支障をきたすと、ろ過作用が十分におこなわれなくなり、体内に水分がたまり、むくみが生じるようになります。

▶4　水の出納
　（成人1日当たり2,500mLとした場合）

体に入る水（mL）		体から出る水（mL）	
食べ物の水分	1,000	尿・便	1,600
飲料	1,200	呼吸や汗	900
代謝水	300		
合計	2,500	合計	2,500

（環境省「熱中症環境保健マニュアル（2022）」）

＊新陳代謝とは、生物が生存するために、必要な物質を取り入れ、不要になった物質を体外へ出す反応の総称。
＊胆汁は、肝臓で生成され、胆のうに貯められたのち、十二指腸で排出される消化液です。そのままでは混ざらない脂質（あぶら）と水を混ざるようにします。油と水を混ぜることを「乳化」といいます。

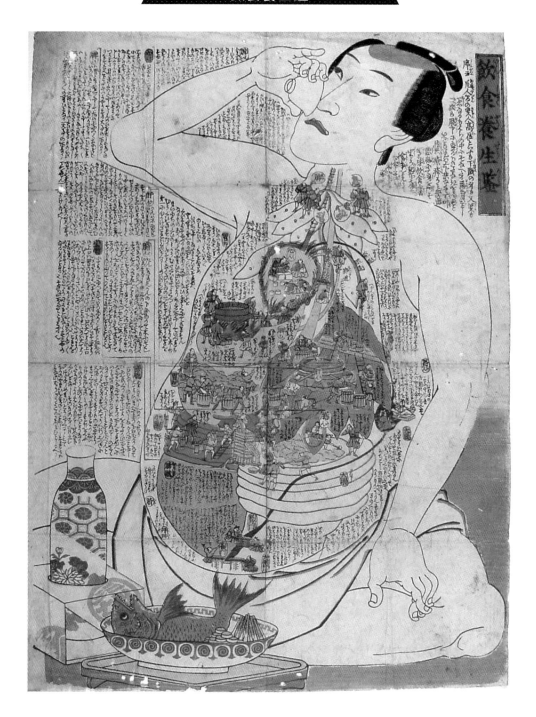

「飲食養生鑑」（いんしょくようじょうかがみ）は江戸時代に描かれた錦絵。中国の伝統的な医学に基づいて、食べ物と五臓六腑の働きについて一般の人の身体観、養生観を教育するために描かれた。体内を社会に見立て、五臓六腑の働きを擬人化し、そこにいる人々の活動とセリフによって体内のようすを表現した想像図である。

第 3 章

何をどれだけ
食べたらいいの?

食事の量と質のリテラシー

1 | 栄養素はどのくらい 摂ればいいの？

→ 国が「食事摂取基準」として決めています

❶ 食事摂取基準とは

健康で活動的な生活を営むために**必要な栄養素の種類とその摂取量を定めたものが「食事摂取基準」です**。世界各国それぞれに定めていて、日本では厚生労働省が「日本人の食事摂取基準」として定めています。「日本人の食事摂取基準」は病院や学校、施設等での食事提供、栄養指導などで、基準として広く使われています。

❷ 食事摂取基準で定められている栄養素と指標

食事摂取基準では「国民の健康の保持増進を図る上で摂取することが望ましい」エネルギーおよび栄養素について、5つの指標で基準が設定されています（▶1、2）。指標ごとの基準値は、1日当たりの数値として性別・年齢別に設定されています。食事摂取基準は、健康な人を主対象にしています。病気のため治療中の人は参考程度にし、医師や栄養士の指導に従います。

❸ 食事摂取基準を活用するときのポイント

1） エネルギー収支の指標はBMI

食事から摂ったエネルギー量と活動によって消費したエネルギー量が適切であるとき、BMIは適正範囲に収まるという知見から、エネルギー収支の指標は **BMI**【→ p.110】が採用されています。参考値として**年齢・性別・生活活動レベル別に「推定エネルギー必要量」**が設定されています。

2） エネルギー摂取は比率も確認します

エネルギーは摂取した総量だけでなく、「炭水化物（糖質）」「脂質」「たんぱく質」の3つからどのような割合で摂っているかも重要です。このバランスを**エネルギー産生栄養素バランス**といい、たんぱく質（Protein）、脂質（Fat）、炭水化物（Carbohydrate）の英語の頭文字から「**PFCバランス**」とも呼ばれます（▶3）。

3）目標量のある栄養素は「目標量」をめざします

多くの栄養素では推奨量をめざすようにしますが、食物繊維、ナトリウム、カリウム、カルシウムには目標量が設定されています。これらは不足しがち、あるいは摂り過ぎになりがちな栄養素です。目標量のある栄養素は目標量をめざして摂取するようにします。特に、摂り過ぎが問題なナトリウムは判断しやすいように「食塩相当量」に換算した数値で示されています【➡ p.144】。

4）耐容上限量を確認して、過剰摂取を防ぎましょう

「ビタミンや無機質は摂れば摂るほどいい」と思いがちですが、違います。中には摂り過ぎると深刻な健康障害を起こすものがあります。耐容上限量はそれを防ぐ目的で設定されています。栄養素によって開きがあり、1日でそこまで摂れない量のものもあれば、わりと軽く上限に達してしまうものもあります。サプリメントを利用する人は注意します【➡ p.82】。

3章

何をどれだけ食べたらいいの？

▶1　「日本人の食事摂取基準」で基準が設定されている栄養素

> エネルギー（熱量）、たんぱく質、脂質、n-6系脂肪酸、n-3系脂肪酸、飽和脂肪酸、コレステロール、炭水化物、食物繊維、糖質、ビタミンA、D、E、K、B_1、B_2、ナイアシン、B_6、B_{12}、葉酸、パントテン酸、ビオチン、C、カリウム、カルシウム、マグネシウム、リン、鉄、亜鉛、銅、マンガン、ヨウ素、セレン、クロム、モリブデン、ナトリウム

▶2　「日本人の食事摂取基準」で設定されている指標（概念図）

●**推定平均必要量**：特定の集団に属する50％の人が必要量を満たすと推定される1日の摂取量。
●**推奨量**：性・年齢階級ごとに、ほとんどの人が1日の必要量を満たすと推定される摂取量。
●**目安量**：推定平均必要量や推奨量を算定するのに十分な科学的根拠が得られない場合に、特定の集団の人々がある一定の栄養状態を維持するのに十分な量。
●**目標量**：生活習慣病の予防のために、現在の日本人が当面の目標とすべき摂取量。特定の集団において、不足状態を示す人がほとんど観察されない量。
●**耐容上限量**：健康障害をもたらすリスクがないとみなされる習慣的な摂取量の上限量。これを超えて摂取すると過剰摂取となる。

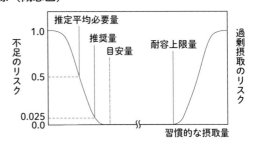

▶3　PFCバランス

> PFCバランスは三角形を使った図で示されます。適正比率の目標はP＝約15％、F＝25％、C＝約60％とされることが多く、そのバランスがとれた状態を正三角形で示します。
> 2021年のPFCバランスは、右に長い三角形になっています。食の欧米化にともなう、高脂質・低糖質・低たんぱく質になっています。

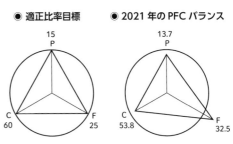

●適正比率目標　　●2021年のPFCバランス

（2021年のPFC数値：農林水産省「食料需給表」）

2 | 栄養素の量は どうすればわかるの？

→「食品成分表」を使えばわかります

❶ 食品成分表とは

　正式には「日本食品標準成分表」といいます。1950（昭和25）年に初めて文部省（現：文部科学省）が公開して以来60年以上にわたって改訂公表されています。**「2020年版（八訂）」では2,478食品の「標準的な」成分値が掲載されています**。「標準的な」というのは、同じ食品であっても個々に含まれる栄養成分値もバラバラです。年間を通じて、繰り返し食べたときに摂取できる全国的な平均値が掲載されています。

　文部科学省のホームページでは「日本食品標準成分表」をPDFやExcelで公開しています。いくつかの出版社からは、「日本食品標準成分表」に準拠して編集された「食品成分表」が発行されています。数値を読みやすくしたり、食品の写真や解説をつけたり、企業から提供を受けて市販食品やレストランメニューの栄養成分値を掲載するなど、楽しく使える工夫がされています。本書の巻末にも、いくつかの食品の成分値を抜粋して掲載しました【➡ p.170】。

❷ 食品成分表を使ってわかること

　食品成分表からわかることは、たくさんあります。食品がもつ栄養素の傾向を知ることができます。食べた食品から摂れる栄養素の量を計算することができます。それ以外にも、気づくことがたくさんあります。では、どんなことがわかるのか見ていきましょう。

1）食品の可食部100g当たりの栄養成分値がわかります

　食品成分表の成分値はすべて「食品の可食部100g当たりの成分値」です。「可食部」とは皮や骨といった食用に適さないところを除いた、食べられる部分のことです。

2）　肉50g=たんぱく質50gではありません

　あるテレビ番組で、「体重50kgの人は1日だいたい50gのたんぱく質を摂るといいんですよ」と専門家が説明しました。するとゲストからこんな声が聞こえました。「へえ、お肉ってそんなに少なくてよいんだ」と。さて、みなさんはどう思いますか？

たとえば、【若どり　むね　皮つき　生】を調べてみます。可食部 100g 当たりのたんぱく質量は「21.3g」です。若どりのむね肉を 100g 食べても 21.3g のたんぱく質しか摂れないことがわかります。肉＝たんぱく質と思っている人は案外多いのですが、肉は全部がたんぱく質ではありません（▶1）。水分やいろいろな栄養素が含まれています。もし、若どりのむね肉だけでたんぱく質を 50g を摂るなら、約 2.4 倍の 240g ほど食べる必要があります。

3）食品の「生100g」と「焼き100g」の栄養価は同じでないこともわかります

たとえば、【まさば　生】と【まさば　焼き】の栄養成分値を比べてみましょう（▶2）。食品を焼くと水分が抜け、縮んで小さく、軽くなります。まさばは焼くと重量が 77％になります。食品成分表は生も焼きも可食部 100g で比較するので、生のまさばと焼いたまさばの成分値は違ってきます。食品成分表には、「ゆで」、「焼き」、「電子レンジ調理」など調理ごとの栄養成分値が掲載されています。より現実的な数値を知るのに便利です。

4）季節や栽培法によって違う栄養もわかります

食品はとれる季節、露地もの*か温室栽培か、養殖か天然かなどによって含まれる栄養素量は変化します（▶3）。基本的には平均値を載せていますが、特別な違いに科学的な根拠がある場合には、夏採り、養殖などの分類で食品分析がおこなわれ、掲載されています。

▶1　おもな食品のたんぱく質量（可食部 100g 当たり）

【肉】		【魚】	
若どり肉・むね・皮つき（生）	21.3g	まさば（生）	20.6g
豚肉・中型種肉・ヒレ・赤肉（生）	22.7g	まあじ・皮つき（生）	19.7g
輸入牛肉・かた・赤肉（生）	20.4g	すずき（生）	4.2g

（文部科学省「日本食品標準成分表 2020 年版（八訂）」）

▶2　まさばの「生」と「焼き」の成分値（可食部 100g 当たり）

食品名	エネルギー（kcal）	たんぱく質（g）	脂質（g）	炭水化物（g）	カルシウム（mg）
まさば　生	211	20.6	16.8	0.3	6
まさば　焼き	264	25.2	22.4	0.4	10

（文部科学省「日本食品標準成分表 2020 年版（八訂）」）

▶3　季節や生産条件による違い（数値は 100g 当たり）

ほうれんそうの葉（生）のビタミンC量			くろまぐろ（赤身・生）の脂質量	
通年平均	35mg		天然	1.4g
夏採り	20mg		養殖	7.6g
冬採り	60mg			

（文部科学省「日本食品標準成分表 2020 年版（八訂）」）

＊露地ものとは、ビニールハウスなどで保護・管理しないで自然の気候の中で栽培したものです。

3 簡単にできる食事点検法はあるの？

→あります。点検法をいくつか紹介します

　バランスのよい食事を決まった時間に必要なだけ食べることが健康を維持する基本ですが、多くの人は「今日は、何の栄養素を何g食べたか毎日計算する」なんてできません。1日にどのくらい食べたらよいかが簡単にわかる方法があればうれしいですね。ここでは、めんどうな作業なしで、おおよその栄養バランスを知る方法を紹介しましょう。

❶「食品群」と「食品群別摂取量」

　食品群は、食品に含まれる栄養素の特徴や体内での働きによって、食品を分類したものです。3つのグループに分けた「3色の食品群」、6つのグループに分けた「6つの基礎食品」、4つのグループに分けた「4つの食品群」があります。どれも基本的な考え方は同じです（▶1）。

　食品群別摂取量は、食事摂取基準をほぼ満たす1日分の食品の摂取量のめやすを、食品群ごとに年齢別、性別、活動レベル別に示したものです。食品群別摂取量を利用すると、食べた食品の重量を足していくだけで、栄養バランスのとれた食事をしたり、献立を立てたりしていくことができます。足りない食品群に気づくこともできます。4つの食品群別摂取量から点検してみましょう（▶2）。

❷「食事バランスガイド」

　食事バランスガイドとは、一日の食事で必要な食品の大まかな摂取量の組み合わせをコマの上から品数の多い順に「主食」「副菜」「主菜」「牛乳・乳製品」「果物」のグループに並べたものです。食品群は食品の量を把握することが必要になりますが、食事バランスガイドは食べた料理の数で一日の栄養バランスを把握できるようにしています。

　コマの軸は「水分と運動」、ひもは「菓子やジュース」をあらわしています。お菓子やジュースは別にして、どれが欠けてもコマは回転できない理論です。栄養バランスが悪くなって倒れてしまわないように、目で見て、すぐわかるようにつくられています（p.46 ▶3）【→ p.50】。

▶ 1 栄養素の特徴によって分けた食品群のいろいろ

◉ 3色の食品群

赤群	魚、肉、豆類、乳、卵、海藻	血や肉をつくるもの	たんぱく質、脂質 ビタミン B 群、カルシウム
黄群	穀類、砂糖、油脂、いも類	力や体温となるもの	炭水化物、ビタミン A・D ビタミン B$_{12}$、脂質
緑群	緑黄色野菜、淡色野菜、きのこ	体の調子をよくするもの	カロテン、ビタミン C カルシウム、ヨード

◉ 6つの基礎食品

第1群	魚、肉、卵、大豆・大豆製品	骨や筋肉等をつくる エネルギー源となる	たんぱく質
第2群	牛乳・乳製品、海藻、小魚類	骨・歯をつくる 体の各機能を調節	無機質
第3群	緑黄色野菜	皮膚や粘膜を保護 体の各機能を調節	カロテン
第4群	淡色野菜、果物	体の各機能を調節	ビタミン C
第5群	穀類、いも類、砂糖	エネルギー源となる 体の各機能を調節	炭水化物
第6群	油脂	エネルギー源となる	脂肪

◉ 4つの食品群

第1群	乳・乳製品、卵	栄養を完全にする	良質たんぱく質、脂質、ビタミン A ビタミン B$_{12}$、ビタミン B$_6$、カルシウム
第2群	魚介、肉、卵、豆・豆製品	血や肉をつくる	良質たんぱく質、脂質、カルシウム ビタミン A、ビタミン B$_2$
第3群	野菜*、いも、果物	体の調子をよくする	ビタミン A、カロテン、ビタミン C ミネラル、食物繊維
第4群	穀類、油脂、砂糖	力や体温となる	炭水化物、たんぱく質、脂質

*緑黄色野菜、その他の野菜、きのこ類、海藻類を含む。

▶ 2 4つの食品群別摂取量の例（身体活動レベルⅡ、1日当たり、単位 g）

年齢（歳）	第1群				第2群				第3群						第4群					
	乳・乳製品		卵		魚介・肉		豆・豆製品		野菜		いも		果物		穀類		油脂		砂糖	
性別	男	女	男	女	男	女	男	女	男	女	男	女	男	女	男	女	男	女	男	女
1〜2	250	250	30	30	50	50	40	40	180	180	50	50	100	100	120	110	5	5	3	3
3〜5	250	250	30	30	60	60	60	60	240	240	50	50	120	120	190	170	10	10	5	5
6〜7	250	250	55	55	80	80	60	60	270	270	60	60	120	120	230	200	10	10	10	10
8〜9	300	300	55	55	120	80	80	80	300	300	60	60	150	150	270	240	15	15	10	10
10〜11	320	320	55	55	150	100	80	80	350	350	100	100	150	150	350	320	20	20	10	10
12〜14	380	380	55	55	170	120	80	80	350	350	100	100	150	150	430	390	25	20	10	10
15〜17	320	320	55	55	200	120	80	80	350	350	100	100	150	150	480	380	30	20	10	10
18〜29	300	250	55	55	180	120	80	80	350	350	100	100	150	150	440	320	30	15	10	10
30〜49	250	250	55	55	180	120	80	80	350	350	100	100	150	150	450	330	30	15	10	10
50〜64	250	250	55	55	180	120	80	80	350	350	100	100	150	150	440	300	25	15	10	10
65〜74	250	250	55	55	170	120	80	80	350	350	100	100	150	150	400	280	20	15	10	10
75歳以上	250	250	55	55	150	100	80	80	350	350	100	100	150	150	340	230	15	15	10	10

（香川明夫監修「4つの食品群の年齢別・性別・身体活動レベル別食品構成」『八訂 食品成分表 2021』女子栄養大学出版部）

❸ 「TAKE10®」で食べた食品をチェックする

「TAKE10®」は、ごはんやパンなどの主食以外の「おかず」として食べる食品を10品目だけ、チェックする方法です。国際生命科学研究機構（イルシージャパン）が開発した高齢者の低栄養と下肢筋力の低下を防止するプログラムです。肉、魚、卵、乳・乳製品、大豆・大豆製品、海藻、イモ、果物、油、緑黄色野菜の10品目を、食べた量は気にしないで1日1回でも食べれば1品目1点とし、10品目食べれば10点満点です。毎日チェックして1週間でそれぞれの品目を集計します。「簡単で使いやすい」、「何の食品が足りないか一目でわかる」など好評です。「TAKE10®」はWebページで紹介されています。参考にしてください。

❹ バランスのよい「日本型食生活」を見直そう

日本型食生活とは、ご飯を中心に、魚、肉、卵を素材とした主菜、野菜、海藻、豆類などの副菜、加えて牛乳・乳製品、果物、茶など多様な食品の組み合わせでできた栄養バランスにすぐれた食生活の基本です。日本が世界有数の長寿国である理由は、こうした食事内容にあると国際的にも評価され、2013（平成25）年には、ユネスコ無形文化遺産に日本型食生活の原点である「和食」が選ばれています。日本型食生活には次のような特徴があります。

①主菜・副菜が豊富で一度に多種類の栄養素が摂れます。汁物も数種類の野菜や海藻、豆腐などを入れることによって一度に多種類の栄養素が摂れます

②魚をよく食べることで肉にはないn-3系（ω3）脂肪酸のDHAやEPAが摂れます

③伝統的な和食では食べることの少なかった乳製品や果物が取り入れられています

④季節の山海の食材が食卓に出ることによって、四季が感じられます

⑤残念ながら、塩分摂取が多くなることが懸念されます。だしのうま味を利用するなど調味の工夫で解決できます

また、日本型食生活の原点である和食は、「一汁三菜」を基本とした食事です。一汁三菜とは主食に汁物と主菜、副菜2種類を組み合わせた献立のことです（▶4）。この献立を決めてしまえば、バランスのよい組み合わせの食事様式になります。

▶4 一汁三菜

副菜②
野菜やきのこ、海藻など無機質、ビタミン、食物繊維を摂るためのおかず

主菜
肉・魚・卵・大豆などたんぱく質、脂質を摂るためのメインとなるおかず

副菜① お浸し、漬物などのおかず

主食
ご飯やパン、麺などエネルギー源として炭水化物を摂るためのもの

汁物
具に副菜で摂れなかったものなどを入れ、水分補強にするもの

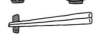

茶わんは左、汁わんは右

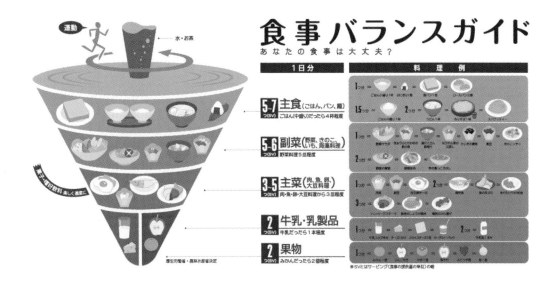

 column 食事バランスガイドの遵守（じゅんしゅ）と死亡リスク

　国立がん研究センターは、2016年3月に、生活習慣と食事調査についておこなった15年間の追跡調査の結果を公表しました。その中で、食事バランスガイドの遵守度が高い人（食事バランスガイドにそった食生活を守った食事をした人）ほど総死亡リスクが低いことがわかりました。また、死因別にみると、心筋梗塞や動脈硬化といった循環器系疾患、脳梗塞や脳内出血などの脳血管疾患での死亡リスクが低いことがわかりました。循環器疾患では「副菜」（野菜、きのこ、いもを使った料理）や「果物」の遵守得点が高い人、脳血管疾患では「主菜」（肉、魚、卵、大豆を使った料理）の遵守得点が高い人のリスクが低下していることが明確になりました。

▶ 5　食事バランスガイドの遵守得点と死亡との関連

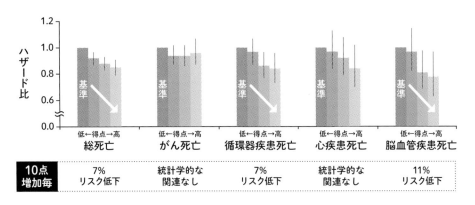

(BMJ.2016.3.22)

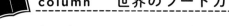 **column　世界のフードガイド**

　世界各国では、さまざまなフードガイドがつくられています。どれも「何を」「どれだけ」食べたら良いか一目でわかるように、食品と食べる量が図示されています。

　どの国も野菜・果物を十分に、減塩・減糖、飲み物は水かお茶（無糖）を推奨しています。また、「穀類は全粒粉を」「乳は低脂肪を」「油はおもに不飽和脂肪酸を推奨し、たんぱく質として赤肉＊・加工肉を控え、豆・魚を摂るように」と指示しています。このような具体的な指示は、日本の「食事バランスガイド」にはありません。それは日本がもともと、肉類はそれほど大量に食べず、魚と豆製品を摂り、四季の野菜・果物，発酵食品、緑茶などを食べてきた食文化だからです。世界に誇れる食文化といってよいでしょう。

＊赤肉とは牛、豚、羊などの家畜の肉のこと（鶏肉は赤肉ではない）【➡ p.140】。

アメリカ：My Plate

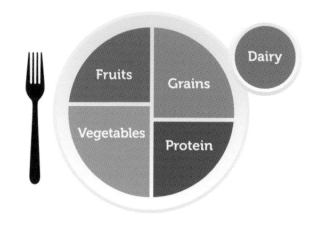

　赤：果物
　緑：野菜
　紫：たんぱく質
　茶：穀類
　青：乳製品
と色分けし、望ましいバランスを面積であらわしています。

　砂糖および飽和脂肪酸（バター、肉など）からのエネルギー摂取を制限することと、塩分摂取を減らすことを目的としています。

イギリス：Eatwell Guide

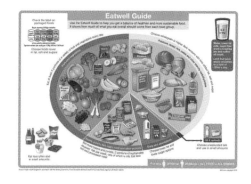

　少なくとも野菜、果物からいろいろな種類のものを5単位（400g）というように単位で食べることを推奨しています。単位はそれぞれの食品グループで決まっています。

　この国でも穀類は全粒粉を、乳製品は低脂肪を、油は不飽和脂肪酸のものを、バターは控えめに、としています。

　たんぱく質は、豆、魚を推奨し、加工肉、赤肉は控えめに。低塩分、低砂糖にすること。飲み物は水、お茶、砂糖の入っていないもの、果物ジュース、スムージーは一日150mlまでお菓子や調味料はごく少なくを推奨。

カナダ：EatWell LiveWell

プレートの半分は野菜とフルーツ、プレートの1/4はたんぱく質、特に豆など植物性のものを積極的に、残りの1/4は穀物で全粒粉のものをとしています。また、飲み物は水、無糖のもの、豆乳などを推奨しています。それぞれの量は記載されていません。これ以前のフードガイドでは乳製品、肉類が大きく取り上げられていましたが、それが現在はありません。

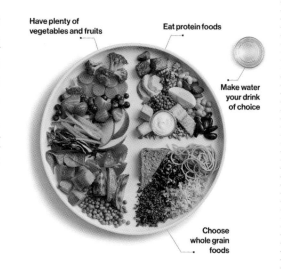

加えて、
* もっと調理しましょう
* 食習慣に気をつけましょう
* 食事することを楽しみましょう
* 誰かと一緒に食べましょう
* 食品の表示ラベルに注目しましょう
* 塩分、糖分、飽和脂肪酸を控えめに
* 食品の広告やパッケージに惑わされず、市場情報に注意を払いましょう
と食べ方へ注意喚起もされてます。

中国

塔の形になっていて、下から穀類、野菜・果物類、肉類・卵類・魚介類、乳製品・豆類・種実類、一番上に塩と油が書かれています。各食品群ごとに1日の摂取量のめやすが示されています。塩は1日6g未満とされています。

* 穀物を主食として、さまざまな食べ物を食べましょう。
* 健康的な体重を維持するために、食事と運動のバランスを取ります。
* 野菜、牛乳、大豆をたっぷりと消費します。
* 適量の魚、鶏肉、卵、赤身の肉を消費します。
* 塩分と油分を減らし、砂糖とアルコールを制限します。
* 無駄をなくし、食生活の新しい精神を育てます。

FAOで世界各国のフードガイドを紹介してます（日本語にも対応しています）。
FAO「食品ベースの食事ガイドライン」
https://www.fao.org/nutrition/education/food-dietary-guidelines/home/en/

　農林水産省の Web サイトでは、食事バランスガイドを活用するための教材を掲載しています。「親子向け解説書」「若向け解説書」「中高年解説書」「高齢者向け解説書」「小学生・中学生向け食事バランス活用事例集」と年代別に分けて解説し、啓発に努めています。複合料理などの「つ（SV）」の早見表もあります。ダウンロードもできますので、ぜひ、活用してみましょう。

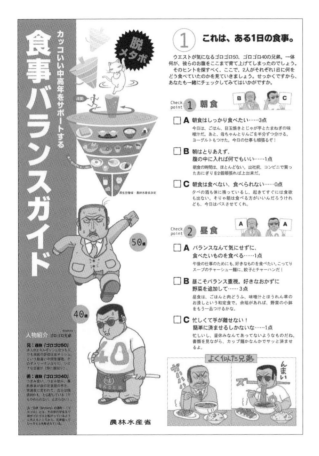

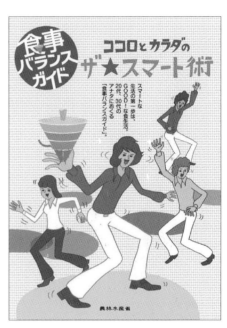

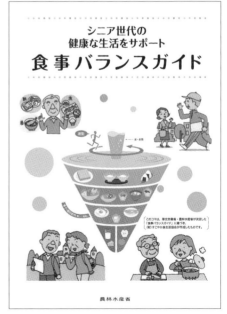

農林水産省「食事バランスガイド」教材サイト
https://www.maff.go.jp/j/balance_guide/b_sizai/kaisetusyo.html

第 **4** 章

あなたの
食品の知識
それホント?

食品のリテラシー

1 | 脳を元気にする 食事とは？

→ バランスよく食べることです

　脳は、ヒトの体全体をコントロールしている、とても大切なところです。大きく分けて、以下の3つの働きをしています。

【大脳】ものを考えたり、決めたりする知的な働き
【小脳】歩く・走るといった運動をコントロールする働き
【脳幹】呼吸など、生命をコントロールする働き

　脳はいつも、とても多くの仕事をしています。脳が元気に働ける食事とは、どのような食事でしょうか？　あまり語られない脳と食事について、みていきましょう。

❶ 脳は、とても食いしん坊

　脳の重さは体重のたった2%しかありませんが、体が必要とするエネルギーの約20%を脳が使っています。体がエネルギー不足になったら、まず始めに動かなくなるのは、脳です。
　脳のエネルギー源はぶどう糖だけです【→p.24】。脂質からできるケトン体＊も使いますが、それは緊急時です【→p.28】。血液中のぶどう糖濃度（血糖値）が正常値の80%以下になると意識がなくなり、50%以下では死んでしまうこともあります。山で遭難した人が、あめやチョコレートを食べて、ぶどう糖を補給し、命をながらえたという話はよく聞くことですね。

❷ 脳が働くために大切な栄養素とは

　人間の脳はたくさんの神経細胞が集まってできています。ものごとを理解する、記憶する、考える、運動するといった脳の機能は、神経細胞のネットワークの働きによるものです。脳がよく働くときは、神経細胞のネットワークに情報が次々と伝わっている状態です。この情報のやりとりをスムーズにおこなうために、いろいろな栄養素がかかわっています。

1）ぶどう糖
　脳のエネルギー源であるぶどう糖の原料となるのはご飯やパン、めんなどの炭水化物です。

＊体内にぶどう糖が欠乏した場合に肝臓でつくられ、血液中に放出され、ぶどう糖の代わりに働く物質。

脳を持続的に働かせるために、不足しないように摂取しましょう。

2) DHA

n-3系脂肪酸（ω3）であるDHA（ドコサヘキサエン酸）は、神経細胞の細胞膜をつくり、神経伝達のやりとりをスムーズにします【➡ p.56】。

3) カルシウム、マグネシウム

カルシウム、マグネシウムは神経細胞のネットワークの働きを助け、情報のやりとりがスムーズにできるようにしています。小魚、緑黄色野菜、海藻類などに多く含まれています。

4) ビタミンB群

ビタミンB群は、ぶどう糖をエネルギーに変えるときにたくさん必要になります。特に必要なビタミンは、ビタミンB_1です。ビタミンB_1は、豚肉、うなぎ、大豆などに含まれています。甘いものを食べ過ぎると、ビタミンB群がたくさん消費され、欠乏します。

5) レシチン（低密度リポタンパク質）

レシチンは、脳の細胞膜の構成成分で神経伝達物質をつくる材料になります。食品では、卵黄、大豆などに多く含まれています。

6) コレステロール

コレステロールは、神経細胞の膜を適当なかたさに保っています。コレステロールは卵黄や肉類の脂身などに多く含まれています【➡ p.64】。

もちろん、ここにあげた栄養素だけで脳は働いているわけではありません。また、栄養素は相互に関連し合って働くものです。みなさんも脳にとって重要な栄養素をバランスよく自然な形で、まんべんなく摂取したいですよね？　それができるのが、ご飯を主食に汁物、魚や野菜、海藻などの主菜、副菜がそろった「日本食」なのです。【➡ p.46】

 column　笑う門には福来たる！

健康法の一つとして注目されているのが「笑い」です。笑いは、気分を高揚させるだけでなく、脳の血液循環を促進し、認知症を遠ざけるといわれています。また、がん細胞やウイルスを攻撃したり、免疫を高める働きをするNK細胞が増えることもわかっています。

2 | 牛肉、豚肉、鶏肉 どの肉が健康にいい？

→種類によって栄養に特徴があります

❶ 肉といえば、たんぱく質

　肉には、筋肉や臓器、肌、髪、ホルモン、酵素、免疫物質などをつくるたんぱく質が多く含まれています。たんぱく質以外にも、鉄やビタミン類も含んでいます。「肉はおいしいけれど、肥満や病気の原因になるんじゃない？」と敬遠する人もいますが、肉を食べない食事が続くと、必要な栄養素が欠乏して、さまざまな健康障害を起こす可能性が高くなります。

　肉類のたんぱく質は、体に必要な 20 種類のアミノ酸、特に 9 種類の必須アミノ酸をバランスよく含んでいる良質のたんぱく質です【→ p.32】。特に、運動時に筋肉のエネルギー源となる BCAA ＊が豊富に含まれています。筋肉は通常、ぶどう糖（グリコーゲン）をエネルギー源とするのですが、筋力トレーニングや運動を続ける間にグリコーゲンが不足してくると、次は筋肉中のたんぱく質をエネルギー源とするようになります。

❷ 肉と飽和脂肪酸

　肉には良質のたんぱく質が含まれている反面、脂質には飽和脂肪酸が多く含まれています。飽和脂肪酸の比率が高い脂質は室温では固体になります【→ p.28】。牛脂（ヘット）や豚脂（ラード）は常温で固体になります。ここで疑問がわきます。牛や豚は体内に固体状の脂肪をかかえて困らないのでしょうか？　実は、牛や豚の体温は人間より少し高く 39℃、鶏は 41℃くらいなので、それぞれの体内では固まっていないのです。しかし、体温が 36℃前後のヒトの体内では冷えて固まってきます。そのため、肉から摂った飽和脂肪酸は、腸に長く滞留すると腸壁にへばりつき、血管内へ入ると血液の粘度が高くなり、血液が流れにくくなります（▶1）。通常の量なら問題ないですが、食べ過ぎには注意が必要です。

▶1　血管内でくっついて流れの悪い赤血球

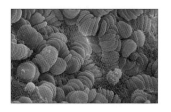

＊ BCAA とは、バリン、ロイシン、イソロイシンの 3 種類のアミノ酸の総称です。3 つとも必須アミノ酸です。この 3 つのアミノ酸はその分子構造の特性から「分岐鎖アミノ酸（branched-chain amino acids）」と呼ばれ、その頭文字をとって BCAA と呼ばれます。

❸ 牛肉、豚肉、鶏肉はどれも同じ？

　牛肉に含まれる栄養素で注目すべきものは「鉄」です。その含有量は豚肉、鶏肉の約3倍です。特に赤身の部分に多く含まれる鉄は「ヘム鉄」という吸収率のよい鉄です。海藻や野菜に含まれる「非ヘム鉄」の5〜10倍の吸収率です。鉄は、酸素を全身に供給し、貧血を予防します。鉄欠乏性貧血の人は摂取するとよいでしょう。

　豚肉に含まれる栄養素ですぐれているのは「ビタミン B_1」てす。豚肉に含まれているビタミン B_1 は、鶏肉や牛肉の約10倍です。ビタミン B_1 はご飯やパンなどの炭水化物（糖質）を分解してエネルギーに変えるのに、なくてはならないビタミンです。ビタミン B_1 が不足するとエネルギーがつくれず疲労がたまります。「夏バテには豚肉」とよくいわれる理由です。また、豚肉の脂質は、牛肉よりも飽和脂肪酸が低いことも特徴の一つです。

　鶏肉は、ほかの肉に比べ、皮の部分を取り除くと低脂肪なのが特徴です。また、ほかの肉より「ビタミンA」が多く含まれています。ビタミンAは、皮膚や粘膜を正常に保ち、免疫力をアップさせたり、視力を正常に保つ働きがあります。

❹ 肉に含まれるたんぱく質の量と、1日の必要量

　1日に必要なたんぱく質の量は「体重（kg）× 1g」というのが一つのめやすになります。肉100gには平均して約20gのたんぱく質が含まれています（▶2）。体重50kgの人は1日に50gのたんぱく質を必要とするので、肉だけでたんぱく質を摂ろうとする場合は、肉を250gほど食べる必要があります。ただし、肉だけで250gは飽和脂肪酸の摂り過ぎにつながります。他の食品から摂れる栄養素のことも考えて、肉、魚、卵などからバランスよく摂るようにしましょう。

▶2　**肉に含まれる栄養素量（可食部100g当たり）**

* μgRAE：レチノール活性当量

	エネルギー（kcal）	たんぱく質（g）	脂質（g）	鉄（mg）	ビタミンA（μgRAE）*	ビタミン B_1（mg）	飽和脂肪酸（g）
牛肉 ヒレ 赤肉 生	207	19.1	15.0	2.5	1	0.09	5.79
牛肉 もも 赤肉 生	176	21.3	10.7	2.8	0	0.10	3.53
牛肉 ばら 脂身つき 生	472	11.0	50.0	1.4	3	0.04	15.54
ぶた肉 ヒレ 赤肉 生	118	22.2	3.7	0.9	3	1.32	1.29
ぶた肉 もも 赤肉 生	119	22.1	3.6	0.9	3	0.96	1.12
ぶた肉 ばら 脂身つき 生	366	14.4	35.4	0.6	11	0.51	14.60
若どり もも 皮なし 生	113	19.0	5.0	0.6	16	0.12	1.38
若どり もも 皮つき 生	190	16.6	14.2	0.6	40	0.10	4.37

［注］牛肉は和牛、ぶた肉は大型種

（文部科学省「日本食品標準成分表2020年版（八訂）」から抜粋）

3　魚を食べると何がいいの？

→ 肉では摂れない ω3（オメガ）脂肪酸が摂れます

❶ 肉にはない n-3 系（ω3）脂肪酸が摂れる

　冷蔵している肉の切り身は脂肪が白く固まっていますが、冷蔵している魚の切り身は脂肪が白く固まっていません。なぜでしょう？　それは魚が、人間の体温よりはるかに低い水中で暮らしているからです。冷たい水の中でも固まらない脂肪でないと生きていけません。つまり、魚の脂質は冷たい水の中でも液体を保てる不飽和脂肪酸が多いのです【➡ p.28】。

　魚には、肉には含まれない不飽和脂肪酸の n-3 系（ω3）脂肪酸が多く含まれています。n-3 系（ω3）（オメガ）脂肪酸は、体を構成する重要な成分でありながら、体内で合成することが難しく、食品から摂らなければならない必須脂肪酸です。具体的には、魚介由来の EPA、DHA と植物由来の α - リノレン酸（えごま油・あまに油）があります。

　n-3 系（ω3）脂肪酸には、抗血栓作用（血液をサラサラにする作用）、動脈硬化予防があるという研究報告が多数存在します。日本では、脂質異常症＊に対して EPA、DHA を医薬品として病院で処方しています。

❷ 魚を食べると病気になりにくい

　2016 年に欧州の栄養学雑誌に、魚の摂取が多い日本人ほど死亡するリスクが低く、1 日 60g の魚を食べていた人は、魚をまったく食べない人と比べて 12% 死亡率が低かったという報告が掲載されました（▶1）。また、n-3 系（ω3）脂肪酸摂取と虚血性心疾患＊＊との関連についておこなわれた大規模研究では、魚の摂取量が多いと虚血性心疾患のリスクが低いことがわかりました（▶2）。このほか、魚を食べることは乳がん、大腸がんや肺がんなど、がんの発症リスクを下げることにつながると報告されています。昔から「魚は健康にいい」と言われてきましたが、魚を食べると病気になりにくいことが、科学的な調査研究で明らかになってきています。魚を食べる量が減っている現代人ですが、魚を食べる量を増やし、

＊脂質異常症とは、以前は「高脂血症」と呼ばれていた疾病です。
＊＊虚血性心疾患とは、冠動脈の閉塞や狭窄などにより、心筋への血流が阻害され心臓に障害が起きる疾患の総称で、狭心症、心筋梗塞が含まれます。

▶1　魚の摂取量と死亡率との関係

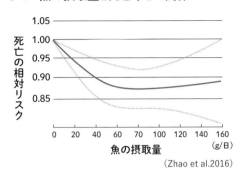

死亡の相対リスク

1.05
1.00
0.95
0.90
0.85

魚の摂取量
0　20　40　60　70　100　120　140　160
(g/日)

(Zhao et al.2016)

▶2　魚の摂取量と虚血性心疾患との関係

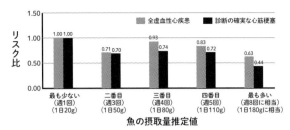

リスク比

1.50
1.00
0.50
0.00

■ 全虚血性心疾患　■ 診断の確実な心筋梗塞

	最も少ない（週1回）（1日20g）	二番目（週3回）（1日50g）	三番目（週4回）（1日80g）	四番目（週5回）（1日110g）	最も多い（週8回に相当）（1日180gに相当）
全虚血性心疾患	1.00	0.71	0.93	0.83	0.63
診断の確実な心筋梗塞	1.00	0.70	0.74	0.72	0.44

魚の摂取量推定値

循環器病、がんにかかっていない、40～59歳の男女4万人対象の11年間の追跡調査。

(Circulation,2006,113(2):195-202)

▶3　DHA・EPA を多く含む食品の例（可食部 100g 当たり）

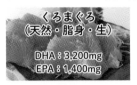

くろまぐろ
（天然・脂身・生）
DHA：3,200mg
EPA：1,400mg

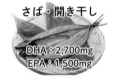

さば・開き干し
DHA：2,700mg
EPA：1,500mg

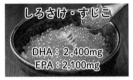

しろさけ・すじこ
DHA：2,400mg
EPA：2,100mg

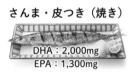

さんま・皮つき（焼き）
DHA：2,000mg
EPA：1,300mg

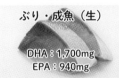

ぶり・成魚（生）
DHA：1,700mg
EPA：940mg

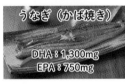

うなぎ（かば焼き）
DHA：1,300mg
EPA：750mg

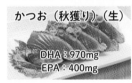

かつお（秋獲り）（生）
DHA：970mg
EPA：400mg

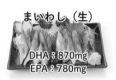

まいわし（生）
DHA：870mg
EPA：780mg

n-3 系（ω 3）脂肪酸の食事摂取基準（1 日当たり）の例
15～17 歳：男性 2.1g(2,100mg)／女性 1.6g（1,600mg）、50～64 歳：男性 2.2g（2,200mg）／女性 1.9g（1,900mg）

（文部科学省「日本食品標準成分表 2020 年版（八訂）脂肪酸成分表」、厚生労働省「日本人の食事摂取基準（2020 年版）」）

n-3 系（ω 3）脂肪酸を多く含む食品を毎日食べるようにしましょう（▶3）。

❸ 魚を食べると頭がよくなるの？

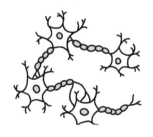

　1989 年にイギリスの脳科学者マイケル・クロフォード博士は、「日本人の子どもの知能指数が高いのは、魚をたくさん食べているため」と発表しました。動物の脳の脂肪に「DHA」という脂肪酸があることを発見した人です。

脳の神経細胞は、情報伝達のために必要な突起を伸ばしています。DHA にはその突起を伸ばしたり、神経伝達物質の生産量を高めたりする働きがあります。DHA は陸上動物の脂肪や植物の油には含まれておらず、ヒトはα - リノレン酸を原料に体内で DHA を合成していますが、日本人はさらにたくさんの魚を食べて DHA を摂ってきました。だから、「日本人の子どもは魚を食べているから知能指数が高い」と結論づけるに至ったのでしょう。

　DHA の摂取で記憶・学習能力が上がったという動物実験結果やヒトではアルツハイマー病に改善が見られたという報告があります。「魚を食べると頭がよくなる？」の答えは今後の研究を注視するとして、DHA が脳や血液の健康に役立つことは間違いありません。魚をもっと、食卓に上げるようにしましょう。

4 かくれた「あぶら」を みつけられますか？

→油脂の特徴を知ればみつけられます

❶ 油脂は忍者…「見えるあぶら」と「見えないあぶら」

　油脂には「見えるあぶら」と「見えないあぶら」があります。「見えるあぶら」は肉の脂身、サラダ油やバター、マーガリンなど目で見てわかる油脂です。「見えないあぶら」は肉や魚、パン、加工食品、菓子などに含まれていて見た目ではわからない油脂です。**現在は、脂質摂取量の約80％ が「見えないあぶら」とされています**（▶1）。私たちが食べている食品には多くの「見えないあぶら」が含まれています（▶2）。

▶1　見える油脂と見えない油脂の、1人1日当たりの摂取量の推移（g）

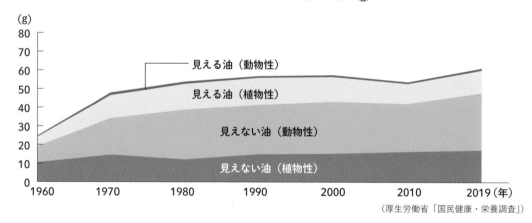

（厚生労働省「国民健康・栄養調査」）

▶2　食品に含まれる脂質量（1個または1食分当たり）

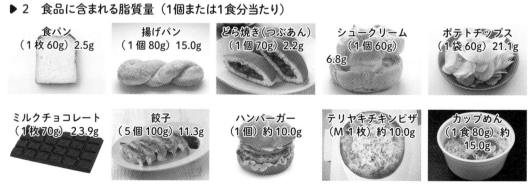

食パン（1枚 60g）2.5g　揚げパン（1個 80g）15.0g　どら焼き（つぶあん）（1個 70g）2.2g　シュークリーム（1個 60g）6.8g　ポテトチップス（1袋 60g）21.1g

ミルクチョコレート（1枚 70g）23.9g　餃子（5個 100g）11.3g　ハンバーガー（1個）約 10.0g　テリヤキチキンピザ（M 1枚）約 10.0g　カップめん（1食 80g）約 15.0g

（文部科学省「日本食品標準成分表 2020 年版（八訂）」および市販食品の栄養成分表示より）

❷もう一つのかくれたあぶら… トランス脂肪酸

不飽和脂肪酸の仲間に一つ、気をつけなければならないものがあります。それは「トランス脂肪酸」です。不飽和脂肪酸にある二重結合【→ p.28】が、炭素と水素が同じ側にあるものを「シス（cis）型」、逆側にあるものを「トランス（trans）型」といい、トランス型の二重結合が1つ以上ある不飽和脂肪酸を「トランス脂肪酸」と呼びます（▶3）。

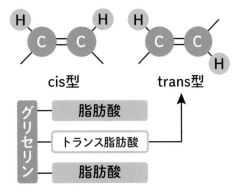

▶3　トランス脂肪酸の例

cis型　　　trans型

グリセリン — 脂肪酸
グリセリン — トランス脂肪酸
グリセリン — 脂肪酸

トランス脂肪酸は天然＊のものと、油脂を加工する工程でできるものがあります。たとえば、常温で液体の植物油や魚油を半固体または固体にする「水素添加」という加工の工程ではトランス脂肪酸ができることがあります。水素添加によってつくられたマーガリンやファットスプレッド、ショートニング、それらを原材料に使ったパン、ケーキ、ドーナツなどの洋菓子、揚げ物などにはトランス脂肪酸が含まれているものがあります（▶4）。

トランス脂肪酸を摂り過ぎると、動脈硬化、心血管疾患（特に冠動脈性心疾患）の発症につながる可能性が指摘されています。すでに世界ではさまざまな規制がされており、EUやスイスでは「食品中の上限量を設定」、アメリカのニューヨーク州やカナダ、台湾では「食品への水素添加油脂の使用規制」をしています。

日本は、トランス脂肪酸の摂取量がWHOの勧告（目標）を下回っていることから特に規制はしていませんが、「日本人の食事摂取基準（2020年版）」では「1日のエネルギーの1%にとどめる」ことが推奨されています。最近では「トランス脂肪酸ゼロのマーガリン」もつくられています。「トランス脂肪酸」にも気をつけましょう。

▶4　食品に含まれるトランス脂肪酸量（可食部100g当たり、単位g）

食品名	トランス脂肪酸	飽和脂肪酸	食品名	トランス脂肪酸	飽和脂肪酸
食パン	0.03	1.4	マヨネーズ**	0.95	6.6
クロワッサン	0.54	15	フライドポテト	0.15	2.6
マーガリン	0.99	33	ロースカツ	0.22	6.8
ショートニング	1.0	42	天ぷら	0.23	3.2
調製ラード	0.91	42	スナック類	0.25	13
ショートケーキ	0.42	12	ビスケット	0.14	10
クッキー	0.19	13	カレーなどのルウ	0.52	19

**マヨネーズ・サラダクリーミードレッシング（マヨネーズタイプ）

（農林水産省調査）

＊牛や羊などの反芻動物では、胃の中の微生物の働きによってトランス脂肪酸がつくられます。牛肉や羊肉、牛乳や乳製品の中には、天然由来の微量のトランス脂肪酸が含まれています。

5 | オリーブオイルは 万能のオイルなの？

→ 最近注目の「体にいい油」の１つです

オリーブオイルは人気の油です。ドレッシング、炒め物、バターの代わりに利用する人も多いようです。「健康にいいし、太らないし、香りもいいし万能ね」…。どうしてこんなことが言われるのでしょうか？　本当に万能なのでしょうか？

❶ なぜ、オリーブオイルが注目の油になったのか？

オリーブオイルは、モクセイ科のオリーブの完熟した実をしぼってつくられる淡黄色の油です。イタリアなどの地中海沿岸が主産地で、日本では小豆島などで栽培されています。独特の香りがあり、イタリア料理の流行とともに、日本の食卓にものぼるようになりました。

1960 年に「飽和脂肪酸の摂り過ぎが心筋梗塞＊の原因の一つではないか」という仮説を確かめるために国際共同研究がおこなわれました。ギリシャ、日本を含む７か国 16 の地域が調査地域として選ばれ、26 年後の 1986 年に結果が発表されました。ギリシャのクレタ島が最も心筋梗塞死亡率が低く、飽和脂肪酸の摂取量も少ない地域でした。

これをきっかけに、クレタ島の食事は「地中海食」（▶1）【➡ p.121】と呼ばれ、健康食として注目を浴び、オリーブオイルは一躍、健康油として注目されるようになったのです【➡ p.91】。

▶ 1　地中海食の特徴

・魚介類、穀物（全粒）、豆類、野菜をたくさん食べる
・デザートはケーキ類ではなく果物、ナッツ類が多い
・おもな油脂は大量のオリーブオイル
・適量（または少し）の乳製品。卵は週 4 個程度
・牛や豚などの赤肉・加工肉は少量をまれに摂る【➡ p.142】
・ワインも少量か適量

❷ オリーブオイルの魅力は「オレイン酸」

オリーブオイルの魅力は、なんといってもオレイン酸です（▶2）。n-9 系（ω 9）一価不飽和脂肪酸である**オレイン酸は、血中の LDL コレステロールを下げる働きがあり、動脈硬化や心疾患、つまり、血液の通り道を狭くしたり、詰まらせたりするのを防いで、血管を守**

＊心臓の筋肉を動かす冠動脈が詰まった結果、心臓が停止すること。
＊＊過酸化脂質とは、細胞や組織に含まれる中性脂肪やコレステロールなどの脂質が酸化されたものの総称で、がんや老化・動脈硬化、色素沈着やしわなどを引き起こす誘因とされています。

る働きをします。また、体に有害な過酸化脂質＊＊の発生を抑える役割もしてくれます。オリーブオイルはこのオレイン酸をなんと 73％ も含みます（▶2、3）。

❸ オリーブオイルは特別な油ではありません

　オレイン酸を多く含む油脂類はオリーブオイルのほか、なたね油、サフラワー油（紅花油）、ごま油、ひまわり油などがあります。実は、牛脂や豚脂にも 40％ 以上含まれています。もちろんオリーブオイルの「73％」は群を抜いて多いですが、オリーブオイルだけがオレイン酸を含んでいるわけではありません。クレタ島で動脈硬化や心疾患が少なかったのは「肉類・乳類を少なくして魚介類や豆・野菜・果物を豊富に食べる。油はオリーブオイルを使用」この結果です。

　オリーブオイルは特別な油ではありません。香りなどを楽しんで使用するのはお勧めですが、ほかの油脂と同じように 1g 当たり約 9kcal のエネルギー源であることを忘れてはいけません。油脂の過剰摂取は肥満のもと、ダイエット効果とは真逆です。

▶2　油脂に含まれる脂肪酸の種類

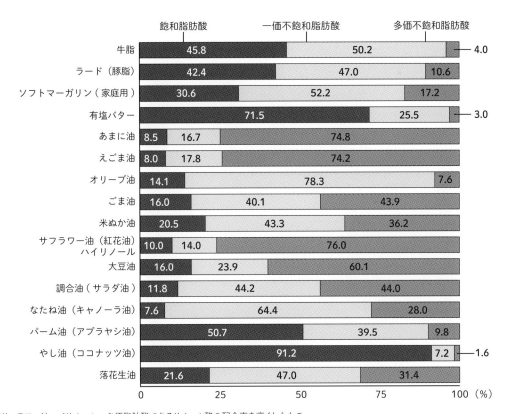

サフラワー油ハイリノール：必須脂肪酸であるリノール酸の配合率を高くしたもの。
パーム油：インスタントラーメンやポテトチップス、ファストフードの業務用揚げ油として使われている。

（文部科学省「日本食品標準成分表 2020 年版（八訂）」）

❹ 最近、注目の油

　今、ちょっとしたオイルブームです。風味に注目が集まっているものもあれば、機能性に期待が集まっているものまで、いろいろあります。いくつか紹介しましょう。

1) えごま油・あまに油

　えごま油は、シソ科のえごまの種子をしぼった油で、しそ油とも呼ばれます。シソ科特有の香りと風味にまろやかさがあり、和食にぴったりの油です。あまに油は、亜麻の種子をしぼった油です。えごま油と同様に独特の風味がありますが、精製品は、ほとんどくせがありません。

　えごま油、あまに油には、n-3系（ω3）脂肪酸のα-リノレン酸が多く含まれます。α-リノレン酸は、一部がDHA、EPAの合成に使われるほか、高血圧や心疾患の予防をするといわれています。欠点は酸化しやすく、熱に弱いことです。封を切ったらできるだけ早く使い切ります。炒めものなど高温になる料理には使わず、料理にそのままかけるとよいでしょう（▶3）。

　適量は1日小さじ1杯程度です。食べれば食べるほどよいというわけではありません。どんな油も「高エネルギー」であることは忘れないようにしましょう（▶4）。

2) 中鎖脂肪酸を含む油

　炭素が鎖のようにつながっている脂肪酸は、その長さから「短鎖」、「中鎖」、「長鎖」に分けられます。飽和脂肪酸は「短鎖」、「中鎖」、「長鎖」の3つに分類され、不飽和脂肪酸はすべて「長鎖」です。そのうち、**中鎖脂肪酸は消化・吸収が速く、効率よくエネルギーになる**

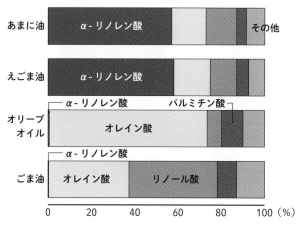

▶3　あまに油、えごま油、オリーブオイル、ごま油の脂肪酸構成の割合

（文部科学省「日本食品標準成分表2020年版（八訂）」）

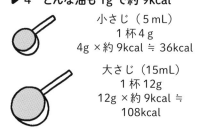

▶4　どんな油も1gで約9kcal

小さじ（5mL）
1杯4g
4g×約9kcal≒36kcal

大さじ（15mL）
1杯12g
12g×約9kcal≒108kcal

「日本人の食事摂取基準（2020年版）」では、n-3系（ω3）脂肪酸を30～49歳の場合、1日当たり、
女性：約1.6g（約14kcal）
男性：約2.0g（約18kcal）
摂取するようにめやすが設定されています。1日に料理に使ったり、かけたりする油は、小さじ1杯までにしましょう。

という特徴をもっています。昔から未熟児（低出生体重児）や術後患者の栄養補給に使われてきましたが、最近、脂肪の蓄積を抑制する、糖尿病を予防する、運動能力を高めるといった効果が認められ、高齢者の低栄養状態の改善やアスリートの栄養補給に使われています。

　また、脳の重要なエネルギーは「ぶどう糖」ですが、万が一、ぶどう糖が欠乏するという緊急時には、脂質から「ケトン体」が合成され、これが脳のエネルギー源となります【➡ p.28、52】。このケトン体を最も効果的につくる原料となるのが中鎖脂肪酸で、小腸から肝臓へ運ばれるとすぐにケトン体へと合成されます。こうした働きが明らかになり、アルツハイマー型認知症の改善に役立つとされるようになりました。しかしそうはいっても、中鎖脂肪酸は「飽和脂肪酸」です。たくさん摂れば、よいわけではありません。

❺ 脂肪酸の摂取割合を意識しましょう

　現代の食生活では、魚の摂取量が減り、肉の摂取量が増えたことで飽和脂肪酸の摂取が多くなっています（▶5）。また、不飽和脂肪酸の n-6 系（ω6）脂肪酸と n-3 系（ω3）脂肪酸は必須脂肪酸【➡ p.28】なので必ず食事から摂らなければなりませんが、**現在の食事は n-6 系（ω6）の摂取量が多く、n-3 系（ω3）の約5倍摂っています**（▶6）。n-3 系（ω3）脂肪酸には、心疾患の予防や脂質異常症、動脈硬化の予防などの効果があり、積極的に摂りたい脂肪酸です【➡ p.56】。脂肪酸の理想的な摂取比率は、

　◉飽和脂肪酸：一価不飽和脂肪酸：多価不飽和脂肪酸＝ 3：4：3
　◉n-3 系：n-6 系＝ 1：4

とされています。量とともに割合も意識しながら、じょうずに油脂を摂っていきましょう。

▶5　魚と肉の摂取量の推移

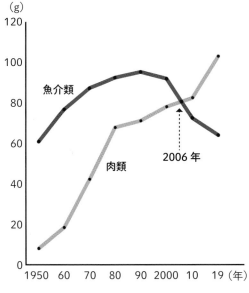

（g）

魚介類

肉類

2006 年

1950　60　70　80　90　2000　10　19（年）

（厚生労働省「国民健康・栄養調査」）

▶6　脂質の摂取量の比較

	2011 年	2019 年
男女総平均	54.0g	61.3g
脂肪エネルギー比	26.2%	28.6%
動物性	27.4g（50.7％）	32.4g（52.9％）
飽和脂肪酸	14.85g	18.30g
一価不飽和脂肪酸	18.46g	22.50g
n-6 系（ω6）脂肪酸	9.16g	10.50g
n-3 系（ω3）脂肪酸	2.21g	2.36g
コレステロール	309mg	335mg

（厚生労働省「国民健康・栄養調査」）

6 卵は1日に何個まで食べていいの？

→卵とコレステロールは切り離せません

　卵は、アミノ酸スコア100【→ p.32】の良質なたんぱく質を含む食品です。ビタミンC以外の栄養素をすべて含むので「完全食品」ともいわれています。

　しかし唯一、気になるのが「コレステロール」です。卵は1個食べると、1日に必要とされるコレステロール量が摂れてしまいます。それゆえ、「私、コレステロールが高いので卵は控えているのよ」 と言う人は多いと思います。

　「卵は1日に何個まで食べていいの？」 この問題は長年、世界の栄養学者の間で研究され続けている問題ですが、その答えを出すためには、コレステロールの働きを知ること抜きには語れません。まず、コレステロールの働きから理解していきましょう。

❶コレステロールは悪者？

　コレステロールは脳や神経組織、筋肉など、体に広く存在する脂質の一種です（▶1）。**悪者扱いされるコレステロールですが、ヒトには欠くことのできない重要なものです。**

　コレステロールの働きには、次のようなものがあります。

①体を構成する約37兆個の細胞の細胞膜の構成成分。不足すると血管などが弱くなる。

▶1　コレステロールの体内分布（体重70kg、成人男性）

体の部位	コレステロール保有量（g）	割合（%）
脳、神経組織	32.0	23
筋肉	30.0	21
血液	10.8	8
骨髄	7.5	5
皮膚	16.0	11
心臓、肺、脾臓、腎臓	3.9	3
肝臓	5.1	4
結合組織、脂肪組織、組織液	31.3	22
消化管	3.8	3

（高木伸一『たまご大事典』工学社）

②脳神経の刺激を伝える神経細胞を増やす。

③食事で摂った脂肪の消化や吸収を助ける胆汁酸をつくる。

④体の機能を調整する副腎皮質ホルモン、性ホルモンやカルシウムの吸収に必要なビタミンDをつくる。

❷ 体内のコレステロール量は一定です

コレステロールの約80%は肝臓で合成され、食事から約20%を摂取しています。体にとって大切なコレステロールは、毎日一定量必要になるため、食事から摂取するコレステロール量に応じて**肝臓で合成する量を増減し、体内でのコレステロール濃度を一定量に保つしくみを備えています**。したがってコレステロールが欠乏することはありません（▶2）。しかし肝臓は、暴飲暴食や食生活の乱れ、栄養不足などによって働きが弱ると機能がうまく働かず、コレステロールを体内に蓄積させてしまうこともあります。

❸ LDLコレステロールとHDLコレステロールって何？

コレステロールは血液を通って全身に運ばれますが、血管の中をコレステロール単独で移動することができません。その運搬役が「LDL（低比重リポタンパク質）」と「HDL（高比重リポタンパク質）」です（▶3）。LDLは肝臓で合成したコレステロールを必要な場所へ納める役割をします。HDLは余分なコレステロールを回収する役割をします。血液中では、それぞれ「LDLコレステロール」、「HDLコレステロール」の形で存在しています。

LDLコレステロールがHDLによる回収が追いつかずに多過ぎて余ると、そのまま血管壁に入り込み動脈硬化の原因になります。このことから「悪玉」と呼ばれます。逆にHDLは余ったコレステロールをLDLから引き取って回収し、動脈硬化を予防することから「善玉」と呼ばれています。しかし、LDLコレステロールが「悪玉」と呼ばれても、すべてが不要なものではありません。過剰なものが「悪玉」なのです。

▶2　コレステロールのホメオスタシス
　　（生体恒常性）

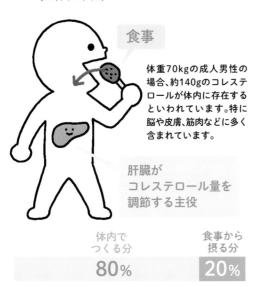

食事

体重70kgの成人男性の場合、約140gのコレステロールが体内に存在するといわれています。特に脳や皮膚、筋肉などに多く含まれています。

肝臓が
コレステロール量を
調節する主役

体内で
つくる分
80%

食事から
摂る分
20%

▶3　LDL、HDLの働き

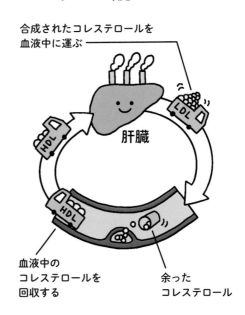

合成されたコレステロールを
血液中に運ぶ

肝臓

血液中の
コレステロールを
回収する

余った
コレステロール

❹ LDL コレステロールが増えるのはどうして？

アメリカの生理学者アンセル・キースは、飽和脂肪酸が血液中のコレステロールを増加させることを明らかにしました【➡ p.91】。**肉類や乳類に多く含まれる飽和脂肪酸を摂り過ぎると、血液中の LDL コレステロール値が高くなります。**逆に魚介類や植物油に多く含まれる不飽和脂肪酸を増やすと、LDL コレステロールが減り、HDL コレステロールが増え、心疾患リスクが下がることも報告されています。つまり、血液中のコレステロール値は脂肪酸の摂り方に左右されるのです。

❺ 卵を食べると病気になるの？

ここまで、コレステロールについてみてきましたが、実際に、卵の摂取量と病気の間には、どのような関係があるのでしょうか？

卵の摂取量を増やすとコレステロールがどのように変化するのかを調べた実験があります。卵以外の食事は同じにし、卵の量を増やしました。すると、卵の摂取量にほぼ比例して、特に血液中の LDL コレステロール値が上がることがわかりました（▶4）。一方、卵の摂取量と冠動脈疾患＊の発症率との関連についておこなわれた研究では、**卵の摂取量と冠動脈疾患発症との間には、ほとんど関連はないことが明らかになっています**（▶5）。

卵を食べればコレステロールは増えますが、だから病気になる、わけではないようです。

❻ 卵は 1 日に何個までなら、食べてよいのでしょうか？

「日本人の食事摂取基準（2020 年版）」には、コレステロールについての基準はありません。

▶ 4　卵の摂取量と血清 LDL コレステロールと
　　　HDL コレステロールの関連

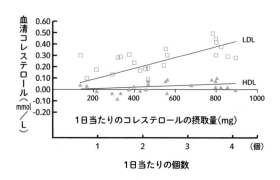

（渡邊乾二『まるごとわかるタマゴ読本』農山漁村文化協会）

▶ 5　卵の摂取量と冠動脈疾患発症率リスクとの
　　　関係

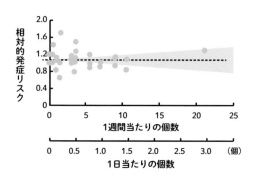

（渡邊乾二『まるごとわかるタマゴ読本』農山漁村文化協会）

＊冠動脈疾患とは、狭心症や心筋梗塞など、心臓の筋肉につながる血管が狭くなったり、完全に詰まったりして、心臓の機能が障害される病気です。

しかし、「コレステロールに目標量は設定しないが、コレステロールに許容される摂取量に上限が存在しないことを保証するものではなく、脂質異常症の重症化予防の目的からは、脂質異常症の人は、1日200mg 未満に留めることが望ましい」という記載があります。すなわち、「目標量がない＝コレステロールをいくら摂ってもだいじょうぶ」ではないのです。

1個食べると185mg のコレステロールが摂れてしまう卵です。「1日200mg 未満に」という量に近い数値になります。私たちは、肉や魚、バター、チーズ、卵を使った加工品などからもコレステロールを摂取しています。コレステロールの高い人や脂質異常症の人は、卵は「1日1個まで」と考えたほうがよいでしょう。

❼ 実際のところは1日1個も食べていません

2019（令和元）年度の「国民健康・栄養調査」によると、卵類の一人1日当たりの平均摂取量は 40.4g（男性 42.7g、女性 38.4g）です。卵は1個50 〜 60g ですから、1日1個、食べていないようです。卵は、栄養面で優秀な上、小売価格も割と安定し、いつでもどこでも購入できる食品です。ゆで卵、目玉焼きなど調理法もたくさんあります。健康な人は**1日1個を目標**に、もう少し摂取してもよいでしょう（▶6）。

▶ 6　コレステロールを多く含む食品

	食品名	1食当たり	コレステロール（mg）	飽和脂肪酸（g）
乳類	生クリーム（乳脂肪）	30g（大さじ2）	19	7.88
	牛乳（普通牛乳）	210g（カップ2）	25	4.89
卵類・肉類	全卵（生）	50g（M サイズ1個）	185	1.56
	卵黄（生）	15g（1個分）	180	1.41
	豚肉（もも脂身つき）	80g	54	2.87
魚介類	するめいか（生）	80g	200	0.09
	からしめんたいこ	35g（1/2腹）	98	0.19

（文部科学省「日本食品標準成分表 2020 年版（八訂）」）

column　悪玉でも善玉でもない「第3のコレステロール」

健康診断の血液検査項目にある「総コレステロール値」は LDL コレステロール値と HDL コレステロール値の合計ではありません。ほとんどの人が LDL と HDL 2つの合計値より総コレステロール値のほうが高くなっています。この差が「第3のコレステロール（non-HDL コレステロール）」です。

2018 年に日本動脈硬化学会は脂質異常症の診断基準の一つに non-HDL コレステロール値を追加しました。血液中の中性脂肪が増加すると non-HDL コレステロール値も増加し、動脈硬化の発症に影響を及ぼします。中性脂肪の高い人は non-HDL コレステロール値にも注意しましょう。non-HDL コレステロール値を下げるためには、肉より魚を食事に取り入れ、運動し、適正体重を維持することです。

7 | 野菜ジュースで 野菜を食べたことになる？

> → 摂れる成分には限りがあります

❶ 野菜ジュースで摂れる成分・摂れない成分

「これ1本飲めば、1日分の野菜が摂れる！」

商品パッケージやCMなどで毎日のように発信されていますが、本当でしょうか？

野菜ジュースは、トマトやにんじんなどの搾汁を主原料に、ほかの野菜搾汁を加えた混合搾汁です。「350gの野菜使用」と書いてあれば、おそらく「350g分の野菜をミキサーなどで細かくすりつぶし、舌触りやとろみを調節して200mLにしている」と考えてよいでしょう。

そこで試しに、「30種類の野菜を350g使用した」という野菜ジュースについて、原材料名と栄養成分表示を参考に、この野菜をそのまま食べた場合に摂れる栄養素量と比較してみました。（▶1）。すると、糖質以外は、そのまま野菜を食べたときのほうが確実に摂取できるようです。特に、**食物繊維は野菜からこそ摂りたい栄養素なのに10％ほどしか摂れていません。鉄やカルシウムといった貴重な栄養素も、野菜ジュースでは失われてしまっています。**

▶1 「30種類を350g使用した」野菜ジュースを飲んだ場合と野菜を食べた場合の栄養価の比較

	ジュース 200mL 当たり	各野菜 11.7g を食べた場合	野菜ジュース÷野菜を食べる	
エネルギー（kcal）	68	116.3	0.58	
たんぱく質（g）	2.4	7.5	0.32	
脂質（g）	0	0.9	0	
炭水化物（g）	15.7	26.6	0.59	
食物繊維（g）	1.1～2.9	10.9	0.10～0.27	
カルシウム（mg）	39	209.8	0.19	
カリウム（mg）	700	1,296.3	0.54	
鉄（mg）	0～2.5	3.5	0～0.7	
マグネシウム（mg）	33	82.7	0.4	
ビタミンE（mg）	2.7	3.6	0.75	
葉酸（μg）	10～83	320	0.03～0.26	
β-カロテン（mg）	2.9～13	5.9	0.49～2.2	

*野菜ジュースに使われている野菜の量は、仮に350g÷30種類＝1野菜当たり11.7gとして栄養価計算した。

（文部科学省「日本食品標準成分表2020年版（八訂）」より計算）

❷「濃縮還元」について知っていますか？

「ジュース」と呼ばれるものには3種類あります。**100%生ジュース**は、ジューサーで野菜や果物を粉砕して汁状にし、そのまま飲むものです。すぐに飲まないとビタミンCなどの壊れやすい栄養素はどんどん失われ、味も香りも落ちていきます。保存もできません。

ストレートジュースは、野菜や果物のしぼり汁を低温保存し、容器に詰めて出荷したものです。市販の100%ジュースなどがこれに当たります。素材そのものの味や香りはフレッシュですが、加熱していないので、保存期間は短くなります。

濃縮還元ジュースは、野菜や果物をすりつぶし、加熱して水分を飛ばして5～6倍までペースト状に濃縮、冷凍保存し、商品にするときにペーストに再び水を加えてジュース状にし、容器に詰めて出荷します。市販のジュースのほとんどがこれです。消費者にとっては価格が安い、保存が効くといったメリット、製造者にとっては輸送しやすい、保存しやすい、生産管理しやすいなどのメリットがあります。一方で、加熱や濃縮の過程で、水溶性のビタミンや食物繊維がなくなるなど、栄養素が失われます。そのため、失われる栄養素をあとから添加することもおこなれます。

❸ 野菜ジュースを飲んでも、野菜を食べたことにはなりません

パッケージに「野菜350g使用」、「緑黄色野菜120g使用」と書いてあるものはありますが、「350gの野菜を食べたのと同じです」と書いた野菜ジュースはどこにもありません。なぜなら、野菜をそのまま食べて得られるのと同じ栄養素は摂れないからです。

野菜には、食卓の色どりを豊かにし、香り、季節感や歯ざわりなどの楽しみをもたらし、噛む力や飲み込む力を促すなどジュースでは得られないものがあります。**野菜ジュースは野菜の代わりや食事の一部ではなく、野菜のよいところを少しだけ補いながら水分が補給できる「嗜好品」と考えましょう。**

column　　イヌイットは野菜を食べなくてだいじょうぶ？

イヌイットの人々は、おもにアザラシやトナカイの肉や魚介類を常食しています。氷の大地で作物は栽培できないので野菜はほとんど食べません。それなのに健康で、心臓病が少ないのです。なぜでしょう？　それは、彼らは獲物を捕らえるとすぐ長い腸の胃袋に近い部分を取り出し、ちぎって食べます。内臓をそのまま生の状態で食べることで、アザラシが食べた海藻やトナカイの食べたコケを「野菜」として食べ、それが「ビタミンの供給源」になっていたのです。さらに、アザラシやトナカイの血液には、n-3系（ω3）脂肪酸のEPAが多量に含まれており、肉から飽和脂肪酸を摂るかたわら、中性脂肪値の減少にもつながっているのです。

8 | 「野菜と果物」もう少し増やすには？

→「小鉢1つ」を目標にすると簡単です

❶ 野菜や果物から摂る栄養素

　私たちは野菜や果物から、どのような栄養素をどのくらいの割合で摂っているのでしょうか？　野菜と果物からは、どちらからも同じような栄養素を摂取しています（▶1、2）。脂質やエネルギーはごくわずかですが、野菜と果物から40%以上のビタミンC、A、K、葉酸、食物繊維を、20%前後のカリウム、カルシウム、マグネシウム、鉄を摂取していることがわかります。ここには「ジュース」も含まれていますが、ジュースからは食物繊維はほとんど摂取されていません。食物繊維の約36%を野菜と果物そのものから、残りの食物繊維は穀類・いも類・豆類・きのこ類・藻類から摂取しています。ビタミンB_{12}やビタミンDが0（ゼロ）なのは、きのこや種実類を除く植物性食品にはこのビタミンが含まれていないからです。ヴィーガン【➡ p.159】の人は何かしらの方法で補う必要があります。

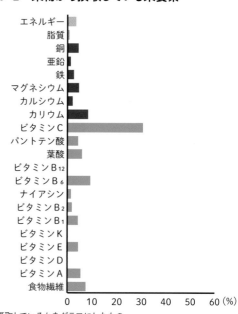

▶1　野菜から摂取している栄養素

▶2　果物から摂取している栄養素

※日本人の栄養素の平均摂取量を100として、その何%を野菜と果物から摂取しているかをグラフにしたもの。

（▶1、2ともに、厚生労働省「国民健康・栄養調査」2019年）

❷「野菜 350g」は1日の摂取目標量です

では、野菜ジュースなどに書かれている「野菜を1日に 350g」。この数字は、どこから来ている数字なのか知っていますか？

野菜 350g は 21 世紀における国民の健康を実現するためにと厚生労働省がスタートさせた「健康日本 21」で決められた 1 日当たりに摂る野菜の目標量です。果物にも摂取目標量があって、2005 年度版の食事摂取基準で「果物は 1 日 200g」と決まっていましたが、あまりに摂取量が減少しているため（▶3）、現在では摂取量 100g 未満の人の割合を減らす目標に変わりました。現在約 61％の人が 100g 未満摂取です（「健康日本 21」第2次）。**農林水産省は「1日に野菜 350g・果物 200g 摂取」を勧めています。**

❸ 野菜と果物の摂取量が増えるほど、総死亡率は下がります

野菜と果物の合計摂取量と総死亡率の関係をあらわしたグラフ（▶4）によれば、**1日当たり 385 〜 400g の摂取で、25 〜 30％ほど死亡リスクが下がりました**。しかも、1日当たり 385 〜 400g で下げ止まりになっています。WHO が「野菜・果物合わせて最低 400g 以上」としている世界基準の目標がわかります。欧米諸国では「フルーツ＆ベジタブル」と常にワンセットに扱い、特に野菜と果物の区別はしていません。多くの国のフードガイドも、それにしたがってつくられています。そして、どの国も「果物も野菜もたくさん食べましょう」と呼びかけています（▶5）【→ p.48】。

▶ 3　野菜と果物の摂取量の変化
　　　（総数、単位 g/ 日）

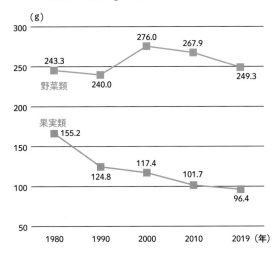

（厚生労働省「国民健康・栄養調査」）

▶ 4　野菜と果物の合計摂取量と
　　　総死亡率との関係

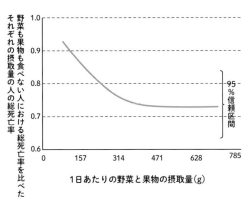

1 日に野菜と果物を食べる合計回数を尋ね、およそ 5 年〜 26 年間にわたる総死亡率との関連を調べた合計 7 つのコホート研究の結果のまとめ。調査対象は約 55 万 3,000 人でうち死亡数は 42,219 人。

（佐々木敏『佐々木敏のデータ栄養学のすすめ』女子栄養大学出版部）

❹ 日本人の野菜と果物の摂取量は、そんなに少ないのでしょうか？

　野菜の摂取量は 1975（昭和 50）年以降、平均 270g 前後で推移しています。増えもしなければ減りもしていません。実は減っているのは果物のほうで 1975 年の 50% 以下、目標量にはほど遠い数字です（▶3）。日本で果物の摂取量が増えない理由として考えられるのは、果物のことを「水菓子」ともいうように、「果物はおやつ」という意識が働くからかもしれません。また、「果物を食べると太る」、「果物に含まれる果糖は糖尿病に関係する」といった声はよく聞きますし、「価格が高い」、「皮をむくのがめんどう」など、果物を敬遠する傾向があります。

　「果物を食べると太る」は、よほどの食べ過ぎでないと起こりません。果物には確かに果糖が含まれていますが、総エネルギー摂取量が増加しなければ体重増加に影響はありません。それに、果物の主成分は水分とビタミン、無機質です。

　野菜と果物を合わせれば約 366.2g。「野菜・果物合わせて 400g 以上」の世界基準には、もう少しで届く数字です（▶5）。野菜と果物からは同じような栄養素が摂れるのですから、野菜と果物を区別せずに、二つ合わせた目標をめざすと、案外、野菜も果物も摂取量が増えるかもしれません。野菜・果物の重量めやすを参考にして献立を考えてみましょう。摂取量を増やすことは、そんなに難しいことではありません（▶6）。

❺ ファイトケミカルを野菜・果物から摂ろう

　ファイトケミカル（フィトケミカル：phytochemical）とは、紫外線や有害物質、害虫などから身を守るために植物自身がつくり出した微量の化学物質のことです。**野菜、豆類、果物、海藻、きのこなどの色素や香り成分、あくに多く含まれます**。よく知られているのは、ポリフェノール、カロテノイド＊です。

　ファイトケミカルには体内の細胞や組織を酸化させて損傷を引き起こす「活性酸素」＊＊の発生を抑える働き（**抗酸化作用**）があり、がんや老化、生活習慣病など、さまざまな病気のリスクを低下させるといわれています。その数は数千種類に及び、今後の研究が期待されています。

　アントシアニン（ブルーベリー、ぶどう）、イソフラボン（大豆）、カテキン（緑茶、カカオ）スルフォラファン（アブラナ科の野菜、特にブロッコリー）、セサミン（ごま）、β-カロテン（にんじん、かぼちゃ、トマト）、リコピン（トマト、すいか）、ルテイン（そば）、カプサイシン（赤とうがらし）、クルクミン（ウコン、カレー粉）など、例をあげてみれば聞いたことのある成分ばかりだと思います。ほとんどは、サプリメントで販売されています。でも、これらすべてをサプリメントで摂ることができますか？　よく見ると赤や黄、緑、紫などの色素を呈しているものが多いです。**緑黄色野菜や果物にはファイトケミカルが多く含ま**

れ、しかも一つの食品に多種類含まれています。ですから「野菜・果物をもっと食べよう」、「献立は色の組み合わせをバランスよく」となるのです。植物は紫外線から身を守るために、皮や外皮に多くの抗酸化物質をつくります。丸ごと無駄なく食べることが勧められます。

▶ 5　1日1人当たりの摂取量（1歳以上 / 平均 g、2019 年）と目標量との差

	男性	女性	男女平均	
野菜摂取量	276.7	263.6	269.8	農林水産省 目標350 gまで　あと約　80g
果物摂取量	85.8	106.0	96.4	農林水産省 目標200 gまで　あと約100g
合計	362.5	369.6	366.2	世界（WHO）目標 400 gまで　あと約 40g

（厚生労働省「国民健康・栄養調査」）

▶ 6　野菜・果物の重量のめやす

●野菜 70 ～ 80g…およそ小鉢 1 つ分

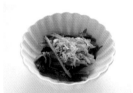
▲ほうれん草のお浸し

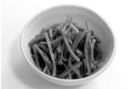
▲きんぴらごぼう

実は野菜 100g、果物 100g は意外と手軽に食べられます！

＊キャベツ 1 枚約 50g
＊青菜 70g は、ゆでれば小鉢 1 つ分
＊ベビーリーフは内径 18cm くらいのボウル 1 杯で約 50g

●野菜 100g
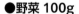

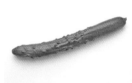
▲きゅうり中 1 本

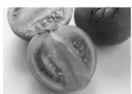
▲トマト中 1/2 個

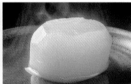
▲おでんのだいこん 1 個

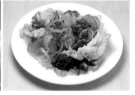
▲野菜サラダ

●果物 100g

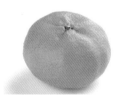
▲みかん中 1 個

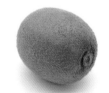
▲キウイ少 1 個

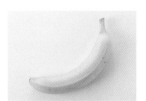
▲バナナ中 1 本

＊ポリフェノールは、植物が光合成をおこなうときにできる物質の総称で植物の色素やあくの成分です。カロテノイドは、おもに緑黄色野菜に含まれている黄色・オレンジ色・赤色の色素成分の総称です。体内でビタミン A に変換される β - カロテン、β - クリプトキサンチンもカロテノイドの一種です。
＊＊呼吸によって取り込まれた酸素のうち、数 % が通常の状態より活性化され、活性酸素になります。私たちの体は活性酸素から身を守るための防御システムをもっていますが、何らかの原因で防御力が弱まったり、活性酸素が過剰になったりすると、活性酸素が細胞や遺伝子を攻撃して酸化させる、つまり傷つけることになります。

9 | 牛乳をたくさん飲むと 骨が強くなるの？

→ 骨とカルシウムのしくみは複雑です

「牛乳を飲むと骨が強くなる」、「身長を伸ばしたいから、たくさん牛乳を飲もう」、「牛乳で骨粗しょう症の予防をしよう」など、牛乳や乳製品の摂取を心がけている人も多いと思います。

でもなぜ、骨には牛乳なのでしょうか？

❶ 骨の成分

おとなの骨の数は約 200 個といわれています。骨は、体を支えたり、内臓を守ったり、カルシウムを貯蔵したりしています。骨 = カルシウムというイメージですが、カルシウムだけでできてはいません。コラーゲンという水に溶けない、じょうぶなたんぱく質が網の目のような弾力のある土台（骨基質）をつくり、その網の目の部分にリン酸カルシウムや炭酸カルシウムなどの結晶（骨塩）がくっついてできています。骨の約 30% が骨基質、約 65% が骨塩、約 5% が水分です（▶1）。

❷ 骨が成長・再生するメカニズム

子どもの骨には、骨端と骨幹の間に骨端軟骨という軟骨があります。成長期のエックス線写真では、骨は白く、軟骨部分は透過して黒く写ります。この黒く写る部分が太い黒線のように見えることから「骨端線」ともいいます。

成長期には、この骨端軟骨が外側に伸びることで、たて方向に成長、つまり身長が伸びていきます。一方、骨幹側（中心側）の軟骨は次第に骨化し、硬い骨になっていきます。そして、骨端軟骨がすべて骨化すると、身長の伸びは停止します。骨端軟骨があるうちに十分な栄養と睡眠をとり、「成長ホルモン」を分泌させ、骨芽細胞の活動をサポートすることが、身長を伸ばす鍵になります（▶2）。

また、骨は毎日少しずつ、つくり変えられています。破骨細胞という、骨を再構築する細胞が古いカルシウムを溶かし出し、同じ量の新しいカルシウムを取り込んで、骨をつくり変えています。**骨がつくり変えられることを「骨の再生」といい、だいたい 5 年かけて、骨はすっかり新しくなります**（▶3）。

❸ カルシウムの働き

　カルシウムは、体内に最も多く存在する無機質で、体重の 1 ～ 2% を占めています。このうち、約 99% は骨や歯などの硬い組織に存在し、残りの 1% が血液や筋肉、神経に存在しています。カルシウムは、骨や歯をつくる以外に、筋肉の動きを調整するなど、さまざまな働きをしています。特に心臓の働きや神経の働きに深くかかわっています。そのため、血液中のカルシウム濃度はつねに 10mg/dL になるように体内調節されています。もし、**食事でカルシウムが十分摂れず不足すると、骨に貯蔵されたカルシウムを溶かして、血液中のカルシウム濃度が下がり過ぎないように調節します。**不足状態が長く続くと、骨のカルシウムはどんどん溶け出し、骨はスカスカになり、やがて「骨粗しょう症」になります（▶4）。

❹ カルシウムの貯蔵には限界がある一方、
　 摂れば摂るほどいいわけではない

　骨はカルシウムを貯蔵しながら、成長とともに長く、太く、密度が高くなります。**骨密度のピーク（ピークボーンマス）は女性で 18 歳、男性で 22 歳ごろといわれ、ピークを過ぎ**

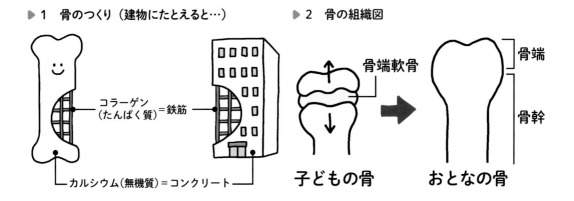

▶ 1　骨のつくり（建物にたとえると…）

コラーゲン（たんぱく質）＝鉄筋

カルシウム（無機質）＝コンクリート

▶ 2　骨の組織図

骨端軟骨

子どもの骨　　おとなの骨

骨端

骨幹

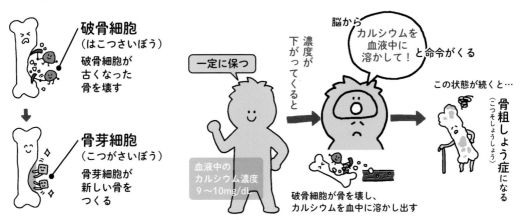

▶ 3　骨の再生

破骨細胞
（はこつさいぼう）
破骨細胞が古くなった骨を壊す

骨芽細胞
（こつがさいぼう）
骨芽細胞が新しい骨をつくる

▶ 4　血液中のカルシウム濃度が下がると…

脳から

濃度が下がってくると

一定に保つ

血液中のカルシウム濃度9～10mg/dL

カルシウムを血液中に溶かして！と命令がくる

この状態が続くと…

破骨細胞が骨を壊し、カルシウムを血中に溶かし出す

骨粗しょう症（こつそしょうしょう）になる

ると貯蔵することはできなくなり、加齢とともに骨密度は減少します。「日本人の食事摂取基準」で最も多く設定されている年齢は、骨密度を高める準備として男女とも12〜14歳ですが、20歳代前半までは、しっかりカルシウムを摂ることが大切です（▶5）。

しかし、摂れば摂るほどいいわけではありません。2,500mg（耐容上限量）以上は健康障害が生じるリスクが高くなります（▶6）。サプリメントを摂っている人は、過剰摂取によるリスクに要注意です。カルシウムは「摂るほどよい」ではなく「少ないとリスクがある」栄養素です。「日本人の食事摂取基準」の推奨量か、それより少し上回る程度の摂取量で十分でしょう。

❺ 牛乳は効率よくカルシウムを摂取できる食品

骨はリン酸カルシウムの形でカルシウムを貯蔵しているように、カルシウムの吸収ではリンが重要です。カルシウムとリンの比率はが1：1のとき、カルシウムの吸収効率が最もよいといわれています。牛乳はそれに近い割合でカルシウムとリンが含まれている食品です。**カルシウムの吸収率は牛乳・乳製品は約40%、小魚は約30%、野菜は約20%といわれます。**やはり、「カルシウムといえば牛乳」といわれることは、うなずけます。

リンは「リン酸塩」という食品添加物の形で、インスタント食品やスナック菓子などに多く含まれています。リンの過剰摂取は逆にカルシウムの吸収を阻害します。摂り過ぎに注意しましょう（▶7）。

さらに、カルシウムを骨に蓄えるためには、運動が必要です。適度な運動は骨の新陳代謝を活発にし、カルシウムが骨に定着するのを助けます。また、ビタミンDもカルシウムの吸収に必要ですので、短時間でよいので屋外での運動をお勧めします【➡ p.78】。

▶ 5　年齢による骨量の変化とカルシウムの目標量

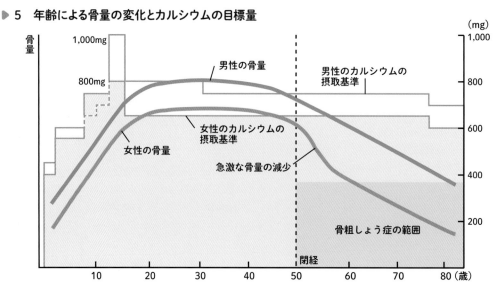

（骨粗鬆症財団『骨粗鬆症 検診・保健指導マニュアル 第2版』ライフサイエンス出版，厚生労働省「日本人の食事摂取基準（2020年版）」より作成）

▶ 6 カルシウムの摂取量とリスク

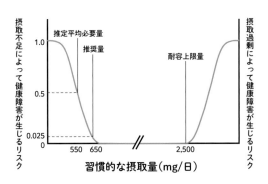

成人女性の場合、1日当たり650mg摂取できれば、骨折などのリスクがかなり低いことがわかります。一方で、650mg超えて多く摂っても、安心度がさらに上がるわけではないこともわかります。

（厚生労働省「日本人の食事摂取基準（2020年版）」より作成）

▶ 7 カルシウムを多く含む食品

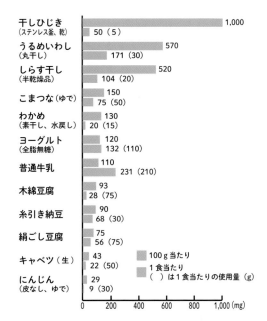

（文部科学省「日本食品標準成分表2020年版（八訂）」より作成）

4章　あなたの食品の知識それホント？

---

 column　**牛乳を飲むと、お腹がゴロゴロして下痢をするのはどうして？**

　牛乳を飲むとお腹がゴロゴロして下痢をする状態を「乳糖不耐症」といいます。これは、乳糖（ラクトース）を消化する酵素のラクターゼ不足で消化不良が起きているためです。ヒトを含むほとんどの哺乳動物は離乳するとラクターゼ活性が低下します。また、「ヨーグルトは食べられる」という人も多いようですが、ヨーグルトは微生物の働きで乳糖の一部が分解され、消化・吸収しやすくなっているからです。現在、「プラントベース食品」として植物由来のミルクが販売されていますが、牛乳とは違ってカルシウムの含有量が少ないものもあります。目的に合わせて選択しましょう。

▶ 8 食品の栄養成分（100g当たり）

食品名	エネルギー（kcal）	たんぱく質（g）	食物繊維（g）	脂質（g）	コレステロール（mg）	カルシウム（mg）	ビタミンE（mg）
普通牛乳	61	3.3	(0)	3.8	12	110	0.1
ヨーグルト（全脂無糖）	56	3.6	(0)	3.0	12	120	0.1
豆乳	44	3.6	0.2	2.0	(0)	15	0.1
アーモンドミルク（オリジナル）	40〜45	0〜2	1〜2	1〜2	0	30〜50	5.0
オーツミルク（砂糖不使用）	30〜40	0〜2	1〜2	1〜2	0	120〜240	-

（文部科学省「日本食品標準成分表2020年版（八訂）」、アーモンドミルクとオーツミルクは企業が公表するいくつかの製品の栄養成分表示から範囲で記載）

10 ビタミンDは 何から摂取できるの？

→ 紫外線、浴びなきゃ損ですよ！

❶ ビタミンDの働き

食物として摂取したビタミンDは、肝臓と腎臓の酵素の働きで**活性型ビタミンDになります。活性型ビタミンDは、小腸でカルシウムとリンの吸収に必要なたんぱく質の合成を助け、腸管からのカルシウムの吸収を高めます。**骨や歯の形成や成長促進に不可欠な栄養素です。さらに、免疫作用を高めるなどさまざまな病気の予防効果があることがわかっています。不足すると骨粗しょう症をはじめ、がん発症リスクが高まることが報告されています。

❷ ビタミンDは不足しているの？

ビタミンDは、多くの日本人で欠乏または不足している可能性があるといわれています。厚生労働省の「日本人の食事摂取基準（2020年版）」では健康な生活を送るのに必要不可欠な成人（18歳以上の男女）の1日のビタミンD摂取量の目安量は、8.5μgです（上限量は100μg）。2019年度の日本人のビタミンD摂取量は、20歳以上 7.2μgで、目安量と比較すると不足しています。

❸ ビタミンDは何から摂取すればよいのでしょうか？

ビタミンDは不思議なビタミンです。魚やきのこなどに多く含まれているほか、ヒトの皮膚にある 7-デヒドロコレステロールが太陽の紫外線を浴びると活性型のビタミンDを生成することができます。

日本人のビタミンDの摂取量の8割が魚介類に由来していますが、ビタミンD不足は、魚介類の摂取量が減っていることも原因の一つです。魚のビタミンD含有量をグラフにしたものが▶1です。肉類（牛・豚・鶏）にはビタミンDは、ほとんど含まれていません。肉料理を魚料理に少し置き換えることで大きく改善されます。

❹ 紫外線の有効利用

1980年代にオゾン層の破壊が報告され、紫外線は有害であり、しみやしわの原因にもな

るとの考え方が浸透しました。特に若い女性は、美白に熱心でUVケアに注意し、太陽光をなるべく浴びないようにするという風潮が広まったことも、ビタミンD不足の一因と考えられています。**紫外線によるビタミンD合成を推奨するために、環境省をはじめとする各関係機関は日光浴を推奨しています。**紫外線によるビタミンD合成は、手の甲や足でもだいじょうぶです。しかも、皮膚での合成は調節されており、必要以上の合成はされず過剰症は起こりません。しかも、ビタミンDは脂溶性ビタミンで、体内に貯蓄できるので毎日、日光浴しなくてもだいじょうぶです。無料でできるビタミンD作戦を今日から始めませんか（▶2）。

▶1　魚の脂質含有量とビタミンDの含有量
　　　（可食部100g当たり）

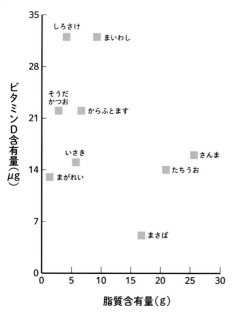

（文部科学省「日本食品標準成分表2020年版（八訂）」）

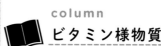

ビタミン様物質

　ビタミンに似た生理作用をもち、微量で体内の代謝にかかわる働きをするのですが、体内で合成できるため栄養素として必ずしも摂取する必要がないものをいいます。ビタミンF、P、Q、Uなどと呼ばれることもありますが、これらは正式な栄養素には入っていません。したがって「日本人の食事摂取基準」「食品成分表」には載っていません。

ビタミン様物質の例

物質名	働き
ビタミンF	必須脂肪酸のこと。血圧や血糖値を下げる、動脈硬化を防ぐなど
ビタミンP	ルチンやケルセチンなどフラボノイドの総称。毛細血管の強化、LDL-コレステロールの低下、免疫力向上など
ビタミンQ	コエンザイムQ10のこと。エネルギー（ATP）産生に関与、抗酸化作用など
ビタミンU	胃酸の分泌抑制、胃粘膜の新陳代謝の促進など。キャベツから発見され「キャベジン」とも呼ばれる

▶2　各機関・組織のHPに記載されているビタミンD生成に必要な日光照射時間

組織（出典）	環境省	日本骨粗鬆症財団	世界保健機関（WHO）
日光照射部位	両手の甲	−	顔と両手両腕
対象地域	日本	−	−
日光照射回数	1日1回	1日1回	1週2、3回
その他の要件	平均的な食事の摂取	−	生活習慣
日光照射推奨時間	約15分（日なた） 約30分（日陰）	夏期は30分（木陰） 冬期は約1時間	夏期は15分 低緯度はさらに短時間

（国立環境研究所より抜粋）

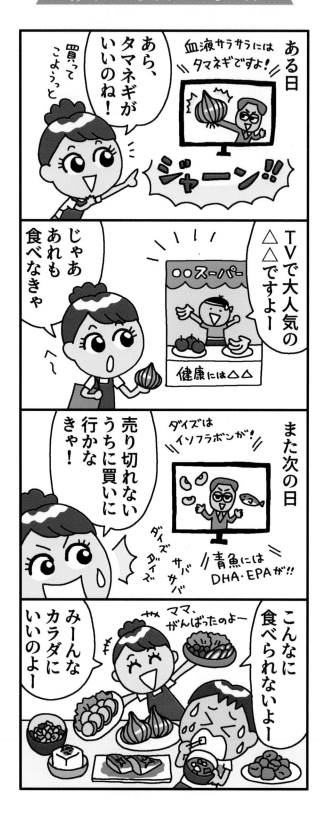

第 **5** 章

健康食品で
健康になれるの？

健康食品のリテラシー

1 健康食品って何？

→病気を治す医薬品ではありません

❶ 健康食品って何？

健康食品とは、健康の維持増進に役立つとされる食品のことですが、この用語に行政的な定義はありません。食品や飲料、錠剤やカプセル状の食品（いわゆるサプリメント）、国の審査や許可を受けているもの、効果や機能性の表示があるものなど、さまざまです（▶1）。日本で流通する健康食品の中で、効果や機能性を表示できるのは「特定保健用食品」、「栄養機能食品」、「機能性表示食品」の3つです。

近年、健康食品を利用する人は増えています。国立健康・栄養研究所の調査によると、約30％の人が毎日利用し、利用経験者は約80％に及んでいます。利用者はおとなだけでなく、幼児から高校生まで、若年層にも拡大しています。利用目的も、健康の維持、栄養成分の補給、疲労回復、ダイエット、病気の治療など多岐にわたっています。

▶1 「健康食品」と呼ばれる食品の分類

医薬品	医薬品	病気の治療や予防に使用されるもので、使用に当たっては医師による処方が必要なもの。医療用医薬品と市販用薬（一般用医薬品、要指導医薬品）がある	
健康食品	特別用途食品	病気の人、乳幼児、高齢者など通常の食事が食べられない人に向けてつくられた食品。乳児用調整粉乳やアレルゲン除去食品、えん下困難者用食品などが代表。国が審査し、表示の許可を出している	
	保健機能食品　特定保健用食品（通称：トクホ）1991年〜	保健効能成分を含み、その摂取により特定の目的が期待できる食品。効果や安全性について国が審査し、表示の許可を出している（特定保健用食品は、特別用途食品の一つでもある）	
	栄養機能食品 2001年〜	科学的根拠が確認された栄養成分を一定量含み、国の定めた表現方法で栄養成分の機能を表示している。国による審査や許可は受けていない	マークなし
	機能性表示食品 2015年〜	安全性や機能性の根拠に関する情報を消費者庁に届け出ることにより、事業者の責任で科学的根拠に基づいた機能性を表示している食品。届出情報は公開される	マークなし
	いわゆる健康食品（その他の健康食品）	特別用途食品にも保健機能食品にも当てはまらない食品。効能や機能性の表示ができない	

② 特定保健用食品（トクホ）って何？

「トクホ（特保）」は「特定保健用食品」の通称です。特定保健用食品は、体の生理学的機能などに影響を与える保健効能成分（関与成分）を含む食品です。**事業者が有効性、安全性、品質などを国に届け出て、厳正な審査・評価を受けたのち、その表示が許可されている食品です。トクホは医薬品ではなく、「病気でない人」を対象につくられています。**

特定保健用食品には、「トクホマーク」と「目的とする保健の用途」が表示できます。特定保健用食品のお茶には「血圧が高めの方にどうぞ！」、「脂肪を減らすのを助ける」といった文言が表示されていますが、これは、そのお茶を飲んだことによって期待できる「保健の用途」を示しています。この表示の文言も「表示許可」として許可を受けています。

③ 栄養機能食品とは

栄養機能食品は、通常の食生活で1日に必要な栄養成分、特にビタミン（【➡ p.34】）、**無機質**（カルシウム、鉄など）【➡ p.34】、**脂肪酸**（DHA、EPA など）【➡ p.28】**が不足しがちな場合に利用できる食品です。**対象は、すでに科学的根拠が確認された栄養成分を一定量含む食品に限定されます。**特定保健用食品のように個別の審査や評価、表示許可は受けません。**栄養機能表示等のルールに従って、表示します。たとえば、「カルシウムは骨や歯の形成に必要な栄養素です」など決められた文言で機能を表示できますが、摂取することで期待できる効能・効果を表示することは禁じられています。

④ 機能性表示食品とは

機能性表示食品は、摂取した成分の機能性をわかりやすく表示した食品です。機能性の科学的根拠や安全性などの情報を事業者が消費者庁に届け出て、事業者の責任で表示をします。

機能性表示食品は、栄養機能食品と同様に個別の審査や評価、表示の許可は受けません。栄養機能食品との違いは、表示しようとする「成分」です。栄養機能食品は法律で定められた「科学的根拠が確認された栄養成分」のみが対象です。それ以外の成分は機能性表示食品となります。機能性表示食品は、開発費用も表示までに必要な手続きや時間も格段に抑えることができるようになり、その市場はこの6年で特定保健用食品を超えるほどになりました。

最近では加工食品に加えて、トマトやブロッコリーなどの生鮮食品にも機能性表示食品の届け出が増えています。機能性を表示することによって食品の特徴をアピールし、他の商品と差別化を図っています。コロナ禍で健康意識が高まったことも需要に拍車をかけているようです。

❺ 健康食品が必要なときは、どんなとき？

　食事摂取基準【➡ p.40】や食事バランスガイド【➡ p.44】などにそった食生活を送っていれば、健康食品を摂る必要はほとんどありません。では、必要なときとはどんなときでしょうか？

　たとえば、妊娠を考えている人や妊婦には、胎児のために葉酸が通常の 1.8 倍ほど必要といわれます。妊娠期に必要な葉酸は医師も勧め、処方するようです。

　病気の人や栄養状態が不十分な人、制限された食事をする人にとっても健康食品は助けになります。アスリートや菜食主義者（ヴェジタリアンやヴィーガン）など特殊な食環境にいる人にも役立つ場合があります。いずれも医師や栄養士など、専門家の指導のもとで使用することをお勧めします。

❻ 健康食品の摂取で気をつけたいこと

1）健康食品は、あくまでも「食品」

　特にトクホは「国が認めたものだから」と、その効果に過度の期待をし、医薬品的な効能を求める人もいますが、トクホは医薬品ではありません。あくまでも「食品」です。痛みの症状を軽くしたり、病気を治したりする効果が期待できるものではありません。健康診断で異常を指摘されたり、体調がおかしいなと思ったら、まずは病院へ行きましょう。

2）同じ成分を摂り過ぎてしまう心配

　効果を期待してたくさん摂取すると、かえって健康を害する可能性があります。健康食品に表示されている摂取量のめやすは、食事摂取基準に示されている 1 日当たりの摂取量のめやすと同じであることが多く、すでに食事からある程度の成分量が摂れていたとしたら、摂取量がオーバーします。もし、**食事摂取基準の「耐容上限量」**【➡ p.41】**を超える量を毎日摂っていたら、過剰症が発症してしまいます。**

3）品質の差、違法な成分添加があることも多い

　成分と品質は製品によって大きく異なることがあります。また、高価なこともあります。さらに、特別用途食品や保健機能食品以外の「いわゆる健康食品」の中には、食品への使用が認められていない医薬品成分が違法添加されているものもあります。健康への悪影響が心配されますし、実際に、死亡事例も含めた健康被害も発生しています。健康食品を利用する場合には、マークや表示をよく読み、少しでも疑うような点があるときには使用しないようにしましょう。

4）多剤服用の弊害

　近年、多種類の医薬品や健康食品等を重ねて服用する「多剤服用」が社会問題になってきています。健康食品に使われる栄養成分の中には「医薬品」にも使われるものがあります。また、医薬品には飲み合わせの禁忌があるので、それに影響する可能性もあります。自己判断で飲んでいる健康食品を医師や薬剤師に報告していない人は多く、その割合は70％に及ぶという調査もあります＊。現在、健康食品が原因で異常が発生した場合、医薬品と違って副作用を収集して報告するシステムも整ってはいません。

　特に高齢者の50％は何らかの健康食品を利用しているといわれ、医薬品を常時飲んでいる人も多いでしょう。医薬品の減剤・減薬によって認知機能回復の見込みがあるのではないかと試行もされていますが、そこには健康食品も含まれます。**健康食品の使用については、医師や薬剤師に相談・報告しましょう。**

❼ 健康食品の内容を調べる方法

　機能性表示食品については、**消費者庁のWebサイトに「機能性表示食品の届出情報検索」というページがあります。**商品名を検索すると、企業が提出した資料をすべて閲覧することができます。しかし、かなり専門的な論文であることが多く、一般の人では読み解くことが難しいです。自分が服用している健康食品については「お薬手帳」などに書き留めておき、服用していることを医師・薬剤師に伝えたり、詳しく知りたい場合は製造会社のお客様相談室などを利用するとよいでしょう。

---

 column　　胃や腸で溶けない、効果のない「機能性表示食品」

　錠剤やカプセルなどが胃や腸などの消化管で確実に溶けず、成分が体内に吸収されない健康食品があると日本薬剤師会から発表されました。体内で成分が吸収されず排出されれば、成分の効果は期待できません。一部が溶け出して錠剤やカプセルのコーティング剤や酸化防止剤などの食品添加物だけを摂り続けてしまう可能性もあります。成分も一定量に調整されていないものもあるようです。医薬品の場合は薬効成分が最も効果的に発揮できるよう薬事承認されていますが、健康食品にはそのような基準はありません。食品とはいえ、形は医薬品と酷似、効能・効果を求めて買う消費者も多いはずです。品質管理も含めて医薬品レベルで開発してほしいものです。

＊ www.nhk.or.jp/gendai/articles/4343/ 薬の飲み過ぎで体に異変 "多剤服用" の副作用 そのリスクと対策

2 | 健康食品の広告は信じていいの？

→ 健康食品の広告を解剖します

健康食品のテレビコマーシャルやチラシなど　　は消費者を引きつけるために、いろいろな戦略でしかけてきます。その手法を知って、正しく判断できるようになりましょう。

❶ キーワードを外す、ギリギリの表現でアピールする

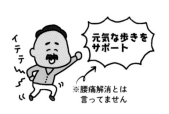

消費者に商品の効果を連想させる手法です。**トクホ以外の健康食品は効果（キーワード）を表示することはできません。**しかし、それでは商品は売れません。「楽に歩けるようになります」、「階段をさっさと上がれるようになります」など、まるで病気が治るかのような連想をさせる表現を使います。

❷「○○研究会」は存在しない

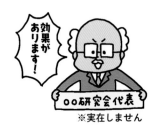

「血圧が正常になった」という報告をする「○○研究会」が発する情報をたどった先は、商品の販売に行きつきます。「研究会」という肩書きはその道の専門家のイメージを植えつけ、「商品を利用すれば病気が治るかも…」と消費者に大きな期待をもたせますが、その研究会はほぼ存在しません。

❸「使用体験談」を語らせる

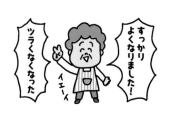

体験談ですから、効果を示しているわけではありません。体験談として語らせることで、「この人には効果があったみたいだけど、あなたには効かないかもしれません」という予防線をはりながら、アピールすることができます。もし、体験談は本当だったとしてもプラセボ効果＊かもしれません。

＊プラセボ効果：「プラセボ」は医薬品の治験の際、医薬品そのものに効果があるのかを調べるために使う偽薬のこと。成分に有効性がなくても「これを飲むと効くよ」と言われると錯覚し、効果があらわれることがあります。

❹「ビッグなあおり」と「ミクロな重要情報」

健康食品の広告の「活字の大きさの違い」に気づいていますか？

消費者の気持ちを引きつけ、あおる言葉は、とても**大きい文字**にして訴えています。

「若返る」とは書けませんが、「若々しくありたい方に」と大きく書けば「そうなれる」と連想させます。

「絶対やせる」とは書けませんが、「スリムなあなたに」と大きく書くことで「やせる」ことを連想させます。

反対に、「個人の感想」、「摂り過ぎには注意」、「目安量」、「主要成分」、「医師に相談」などの情報は、ルーペが必要なほど**小さい文字**で書かれます。そこには重要な情報も紛れ込んでいます。たとえば、「n ＝ 100」は「試した人（n）は100人」という意味です。10人以下だったり、その情報すらないかもしれません。広告を見る機会があったらぜひ、確認してみてください。

健康食品は医薬品ではありませんから「老化防止」、「関節の痛みをとります」など、病気を治すことを連想させるようなことは書けません。**健康食品の広告のほとんどは「消費者の自己判断で利用している」という形になる手法でつくられています。**もし万が一、その商品が原因で健康障害が起こっても「それは消費者の責任です」と言えるようになっているのです。

消費者である私たちは、表示をよく読み込む能力（リテラシー）が必要です。

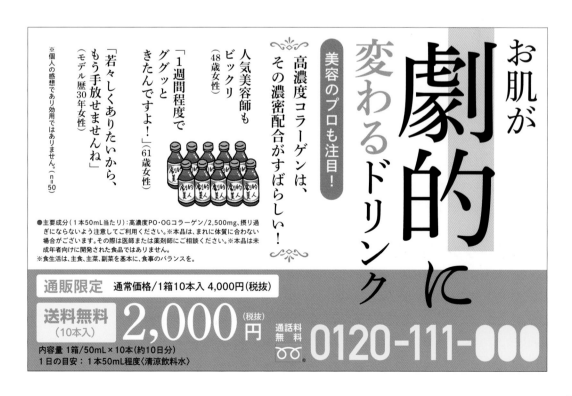

3 | 注目の成分の 効き目はホント？

→ コラーゲンでお肌プルプルにはなりません

❶「カタカナ成分」に惑わされてませんか？

　リコピン、ルテイン、スルフォラファン、カロテン、コラーゲン、ムチン、コンドロイチン、グルコサミン…。何だかとても貴重な、入手困難なものであるかのように紹介していますが、どれも私たちが食べている食品に含まれているものばかりです。たんぱく質の一種だったり、**食品の色素や香りなどの成分（ポリフェノール）の一種だったりするだけで、普通に食事をしていれば自然に摂ることができます。**

❷ リコピンは体によい？

　厚生労働省の Web サイト（e- ヘルスネット）では、「カロテン類のリコピンは、動植物に広く存在する黄色または赤色の色素、カロテノイドの一種。カロテノイドは、活性酸素の発生を抑え、取り除く作用を持っています」と紹介しています。カロテノイドの作用については書かれていますが、リコピン自体の効能については触れていません。リコピンという成分については、「血中のリコピン濃度を測ってみると、がんや心筋梗塞に相関がある」という研究はあるようです。しかし、**リコピンを抽出して成分として摂取すればがんや心筋梗塞を予防するとか、死亡率の低下に効果があるといった科学的根拠はありません。**どのくらいの量を摂ればよいのかといったこともわかっていません。

　リコピンは緑黄色野菜を食べることで摂れます。トマトのほか、にんじん、すいか、パパイヤなど赤色の果物・野菜に含まれています。ケチャップやトマトジュースにも含まれています【➡ p.70】。

❸ コラーゲンでお肌プルプルはホント？

　コラーゲンは、皮膚や血管、じん帯、腱、軟骨などの組織を構成する繊維状のたんぱく質です。食品ではゼラチン、鶏の手羽先、ふかひれ、牛すじ、豚骨などに多く含まれています。

　コラーゲンはたんぱく質ですから、胃や腸で分解されてアミノ酸になります【➡ p.32】。最近の研究では、摂取したコラーゲンの一部は「コラーゲンペプチド（低分子コラーゲン）」

の状態になって、体内のコラーゲンやヒアルロン酸の生成に役立つことがわかってきました。「お肌プルプルに効果があるのね！」と喜んだ方もいるかもしれませんが、消化・吸収のしくみの一端がわかっただけで、**残念ながら、摂取したコラーゲンが美容効果をもたらすという科学的根拠は現時点においてありません**。健康食品や化粧品のメーカーは「肌の弾力に効果が認められた」という独自研究を発表していますが、エビデンス（証拠、根拠）【➡ p.90】としてはまだ弱いものです。

　一方で、コラーゲンには、**食の細くなった高齢者のたんぱく質不足を補ったり、褥瘡（床擦れ）や傷などが早く治ったりする**などの報告があり、その効用は大きいようです。コラーゲンは 90%がたんぱく質なので、大さじ 1 杯強（10 g）摂ると、たんぱく質が 9 g摂れる計算です。これは肉や魚などを 45 g食べたことと同じになりますから、たんぱく質の補給という意味では有効利用したいものです。

❹ 成分は、食品から摂ってこそ意味がある

　1970 年代、緑黄色野菜や果物をたくさん食べると胃がんや肺がんの発症が少ないことが報告されました。ということは、野菜や果物に多く含まれる「β‐カロテン」が、胃がんや肺がんの発症を予防しているのではないか…。そこで、緑黄色野菜からβ‐カロテンを抽出し、成分として摂取する研究が重ねられました。しかし、成分のみの摂取は、逆にがんのリスクや死亡率が上がることが複数の研究によって明らかになりました。

　健康食品はある成分を特に摂取することを目的にしていますが、過剰摂取になれば、それは意味のない行為であると内閣府の食品安全委員会からも報告が出されています。**必要なのは、どのような「食品」を食べるかであり、含まれる「成分」ではないことを肝に銘じる必要があります。**

 column　　**コラーゲンとゼラチンって何が違うの？**

　コラーゲンは 3 本の細長い分子が絡み合った、えんぴつのような固い棒状のらせん構造をしています。ゼラチンはコラーゲンのらせん構造が熱によって解かれてバラバラになり、小さな球状のたんぱく質に変化したものです。さらに、これを酵素分解してもっと小さくしたものがコラーゲンペプチドです。したがって、コラーゲンもゼラチンもコラーゲンペプチドも、すべて同じたんぱく質です。一般に健康食品で使われているコラーゲンは「コラーゲンペプチド」のことをいいます。

　肉や魚の筋や皮などはコラーゲンでできています。コラーゲンはそのままでは固く、粘りがあって食品としては食べづらいものですが、熱を加えてじっくり煮込むとすじ肉などもトロトロになってとてもやわらかくなります。これこそ、コラーゲンが加熱によって変性したゼラチンです。食べやすく、消化の良い、高たんぱく、低脂質の食品となります。

4 | エビデンスって何？

→ 科学的根拠があるということです

「その数値にエビデンスはありますか？」、「マスクが感染予防に有効だというエビデンスは、どこにありますか？」など最近よく耳にするようになった"エビデンス"という言葉。健康食品の広告でも「〇〇大学の△△医師も絶賛！　エビデンスに基づいた結果」などと書かれていることがあります。暮らしに身近になった「エビデンス」。みなさんは、その意味を理解できていますか？

❶ エビデンスとは「証拠」、「根拠」

エビデンス（evidence）は英語で「証拠」、「根拠」という意味です。学術分野、特に理系分野の研究で使われることの多い言葉です。ふだんの会話でも使うことがあります。「その話、根拠はどこにあるの？」を「その話、エビデンスはどこにあるの？」と言ったりもします。

❷ エビデンスの強さ

食に関する情報を提供する場合、医学や薬学、栄養学のエビデンスが欠かせません。研究ではまず、細胞や分子レベルでの実験をします。一定の効果があるというエビデンスが得られたら、次に動物実験をおこないます。動物の細胞や臓器への効力が認められ、副作用の発症確率も限りなく低く、ヒトに有効であろうというエビデンスが得られたら、次にヒトの体に有益なのかを調べていきます。

ヒトを対象にした研究は「どれくらいが有効かという量を知るために」おこないます。私たちにとって直接参考になるのはヒト研究のほうです。対象となる選ばれた人たちの実態調査に始まり、いろいろな対象群（性別・年齢別など）を設定し、関連となるものを摂る・摂らないなど多方面からの実験や調査をおこない、それをまとめます。また、ヒトの健康事象（死亡、病気など）の頻度と分布、それらに影響を与える要因を明らかにするためにおこなわれる調査として疫学調査（研究）があります。

最もエビデンスのある（エビデンスの強い）研究は、多くの研究者が認め、多くのデータの蓄積と共通する結果が示された多くの論文が存在するときです。そのようなエビデンスの強い研究成果を「メタアナリシス」といいます（▶1）。

❸「ホントに？」と疑う目は大切

「エビデンスがある」ということは、そう簡単にいえることではありません。「強いエビデンスがある」ということは、ヒトを対象に数百人、数千人、数万人といったレベルの臨床実験をおこない、同様の結果が多数得られているという膨大なデータが必要です。

薬が実用化されるときには、エビデンスだけでなく、エビデンスを導き出した研究内容などあらゆるデータをそろえて国に提出し、厳しい審査を受けています。しかし、健康食品の場合、特別用途食品と特定保健用食品以外は、どの機関の審査も受けていません。表示や広告に、症例報告や「○○を飲んで血圧が下がった」などのデータが掲載されていることがありますが、その報告のもとになる研究については、第三者機関が審査もしていなければ、研究として十分なのかも定かでない場合もあります。

私たちはどんなことにも「証拠」や「根拠」を求めます。「証拠」や「根拠」のない情報には信頼性がないことを知っています。健康食品の表示や広告にある、魅力的な情報を見たら「ホントかな？」と「疑ってかかる」ことも、自分の健康を守るために必要なことです。

▶ **1 エビデンスの強さをあらわすピラミッド**

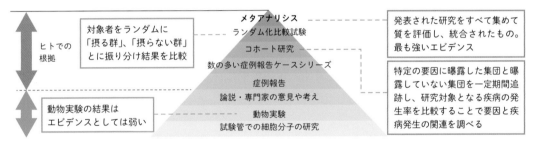

ヒトでの根拠
対象者をランダムに「摂る群」、「摂らない群」とに振り分け結果を比較
メタアナリシス
ランダム化比較試験
コホート研究
数の多い症例報告ケースシリーズ
症例報告
論説・専門家の意見や考え
動物実験
試験管での細胞分子の研究
動物実験の結果はエビデンスとしては弱い
発表された研究をすべて集めて質を評価し、統合されたもの。最も強いエビデンス
特定の要因に曝露した集団と曝露していない集団を一定期間追跡し、研究対象となる疾病の発生率を比較することで要因と疾病発生の関連を調べる

---

column　アンセル・キースの世界規模の疫学調査（研究）

1950年代、アメリカの生理学者アンセル・キースは、異常なまでに高いフィンランドの心筋梗塞死亡率のなぞを明らかにするために、世界中の研究者に呼びかけて食事と心筋梗塞の関連について調査を始めました。参加国はフィンランド、オランダ、イタリア、日本などの7か国で「7か国研究」と呼ばれ、食事と健康に関して初めて世界規模でおこなわれた疫学研究として歴史に大きく残るものとなりました。

7か国の研究の最も大きな成果は、「飽和脂肪酸の過剰摂取が血清コレステロールを上昇させ心筋梗塞の原因になる」【➡ p.66】こと、「トランス脂肪酸も心筋梗塞の原因になる」ということを人々から集めた食生活に関するデータから明らかにしたことです。この結果からフィンランドでは「牛乳を低脂肪牛乳に変え、バターをマーガリンに変える運動」が始まりました。この運動は当初、国内から、かなりの抵抗がありましたが、伝統的な食習慣より国民の健康を優先した施策となりました。

5 情報操作のテクニック 見破れますか？

→「バイアス」と数値のトリックに注意です

❶ 情報には「バイアス」がかかる

　「バイアス」とは、傾向、偏見、先入観、思い込みなど意見や考え方が偏っていることを意味します。「ジェンダーバイアス」、「メディアバイアス」などがあげられます。

　バイアスは特別なことではありません。人にはそれぞれ、ものの見方や考え方に「くせ」があり、意見や考えには自然にバイアスがかかっています。ふだん私たちは、コミュニケーションを通じて、それぞれのバイアスがかかった意見や考えを出し合いながら、尊重したり、否定したり、考えを変えたりしながら、互いに認め合っています。

　しかし、メディアを通じて送られてくる情報の多くは「一方通行」です。情報を一方的に受け取り続けると、自分のもっている知識や考えに自信がなくなったり、迷いが生じたり、判断を誤ったりする危険性が高まります。情報の中には、意図的に、判断を誤らせたり、衝動的に決断させたり、考えさせないようにしたりする「しかけ」をしてくるものがあります。情報には、どのようなバイアスがあるのかみていきましょう。

1）情報バイアス

　「情報バイアス」とは情報が一定の方向に偏ることをいいます。たとえば「塩分の摂り過ぎは高血圧の原因になる」。これを「漬物を食べると高血圧になる」と言ってしまうとバイアスがかかってきます。「漬物が悪者」のように思ってしまいますが、そうではありません。塩分の摂り過ぎの原因は漬物だけではなく、むしろ、料理の味つけ、食べているときに好みで使うしょうゆやソース、塩などの調味料から摂る塩分のほうが大きく関係しています。具体例が出てくるとわかりやすくなる反面、誤解を与えたり、検討が必要な例外を排除したり、考えることをやめてしまう傾向があるので、注意が必要です。

2）発表バイアス

　人は、**結果の中でも「自分の望んだ、うまくいった結果のみ」を発表してしまう傾向があ**ります。これを**「発表バイアス」**といいます。「○○が△△に効く」という結果のうち、商

品にとって都合のよいところだけを抜き出して紹介し、宣伝するのも発表バイアスです。テレビや新聞、雑誌や書籍、Web で流れる情報は、つくり手によって選ばれた情報でつくられているわけですから、発表バイアスが生じやすい上に、より広まりやすくなります。情報を発する側は発表バイアスに陥った情報になっていないかを検討する必要がありますし、情報の受け取り手は、その情報が「いいところだけ」を切り取ったり、「よく見せる」ように情報を盛ったりしていないかを見極めて取捨選択する力をもつことが必要です。「出版バイアス」、「選択バイアス」などもこの仲間です。

3）確証バイアス

「確証バイアス」とは、**自分の考えを正しいと証明するため、自分の意見と一致する都合のよい情報のみを集め、反対の意見には耳を傾けようとしないことです。**

たとえば、「減塩したくない」という気持ちがあると、「食塩を控えることで高血圧が予防できる」という情報には目を向けず、「この機能性物質が高血圧を予防することがわかりました」という情報ばかりに目が行くようになります。高血圧を予防する方法は、研究論文も多く、科学的に確実であることが立証されている「食塩を控える」です。しかし「減塩したくない」、「味が薄くなるのはいやだ」という気持ちが勝ってしまうと、研究論文が少なく、まだ科学的な立証も安全性の確認が不確かでも、簡単そうな機能性物質を摂るほうを選んでしまうのです。自分に都合のよい情報のみを集めてしまう確証バイアスに陥らないようにしましょう。

❷ グラフや表、数値のトリック

グラフや表は、見ただけで傾向や結果がはっきりわかるので説得力があります。なんとなく正しそうに見えたり、客観的で信頼できそうに見えますが、グラフや表はつくり方次第で、情報を簡単に操作できます。

1）グラフの目盛を変える

グラフは目盛1つ、スペース1つで見た目がまったく変わります（▶1、2）。また、その値が何を示しているのかを理解しないと、間違った情報を得ることになってしまいます。たとえば「平均値」と「中央値」は似ているようで、示す内容はまったく違います。平均値は、データの数値を全部足し合わせて、データの個数で割ったときの値です。中央値は、データを小さい順または大きい順に並べて、その中央にくる値のことです。貯蓄現在高を例に図で示してみますので、その違いを確認してみてください（▶3）。

2）基準がわからない数字

以下の数字は、2021年4月28日に発表されたおもな都道府県のコロナ感染者数です。

都道府県	全国	東京	愛知	大阪	福岡	沖縄
感染者数	5,790	927	323	1,260	440	63
人口10万人当たりの感染発生数	4.6	6.6	4.3	14.3	8.6	4.3

人口10万人当たり＝感染者数÷各都道府県の人口×10万人で計算した値。

感染者数からいえば、大阪が一番多く突出しており、沖縄は少ないです。しかし、人口10万人当たりで計算してみると、大阪は東京の2倍もの感染者数、愛知と沖縄が同じくらいの感染者数になり、少なくはありません。これもデータの落とし穴です。情報は、良くも悪くも何かしらの操作が加えられています。**その数字が何を基準にしているものなのかを確認して、正確な判断材料として活用できるようにしましょう。**

3）疑似相関

過去に、こんな情報が流されたことがあります。

「海で溺れる人が増えると、アイスクリームがよく売れる」

これは、何ら因果関係（AならばB）のないものについて、そこに因果関係があるように見せる「疑似相関」といわれる手法です。事故は、海に行く「人」が増えたから増えたのです。アイスクリームが売れるのは海に行く「人」が増えたからです。つまり、関係があるのは「人」です。海で溺れる人が増えることと、アイスクリームが売れることの間には関係がありません。

相関関係＝因果関係ではありません。相関関係にだまされることなく、落ち着いて、冷静に読み解くことが大切です。

世の中には、さまざまな信念や考え方、うわさ、仮説段階の研究、真偽不明のことなどが膨大な量で流れています。情報には、良くも悪くも何かしらの操作が加えられています。適切に情報を判断する力を身につけていきたいものです。

 column **正常性バイアス**

正常性バイアスとは、「たいしたことではないよ」、「いつも何も起こらないし」、「自分はだいじょうぶ」と思ってしまう防衛本能の一つです。自分に都合の悪い情報を排除してしまうことにより、大きな危機が迫っていても「自分だけは助かる」と、その危機を回避しない行動をとってしまいます。危機感を失った状態であるため、大惨事につながることがあります。

▶ 1 同じグラフで目盛を大きくした場合と小さくした場合の印象の比較

納豆摂取による中性脂肪の変化

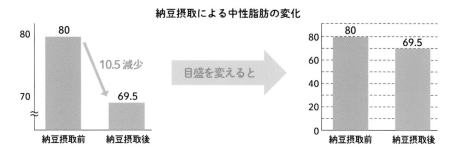

▶ 2 同じ内容のデータで目盛が違うグラフ

悪性新生物のおもな部位別死亡率の年次推移

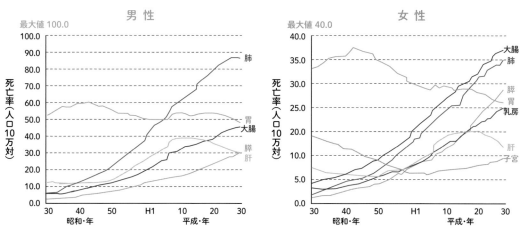

（「平成 30 年人口動態統計月報（概数）の概況」2019 年より作図）

▶ 3 平均値と中央値

貯蓄高は平均値よりも少ないのが普通　貯蓄現在高階級別世帯分布（2人以上の世帯、2016年）

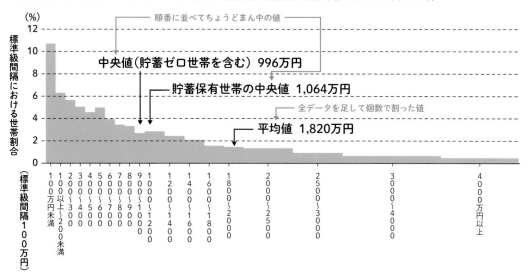

（総務省統計局「家計調査報告（貯蓄・負債編）」2016 年より作図）

5章

健康食品で健康になれるの？

6 | 情報の信頼性を見極めるには？

→ いったん保留にして、よく調べることです

❶ 情報を正しく判断できる自信はありますか？

　「ネットリテラシー」とか、「メディアリテラシー」など「リテラシー」という言葉はよく使われます。「**リテラシー**」とは「**読み書き能力。また、与えられた材料から必要な情報を引き出し、活用する能力、応用力**」のことです。したがって情報リテラシーとは「情報を正しく読み取り、応用する能力」ということになります。私たちは、この能力を高めていく必要があります。もちろん基礎学習も必要ですし、その知識を元に、判断力を養う、わからない場合には教えてもらう、調べるなどが必要になります。

❷ 情報を見極めるポイントは？

　情報を発信する人は、さまざまです。公的機関、食品・薬品メーカー、販売業者、ジャーナリスト、個人（専門家である医師・栄養士・教師などを含む）などです。これらの人たちは、消費者である私たちよりも、はるかに多くの知識や情報をもっています。良心的な情報を発信する人もいれば、売るために操作した情報を流す人もいます。どれが正しい情報なのかを判断していくことは素人にはなかなか難しい部分もありますが、情報を見極める5つのポイントに注意して、その情報の信頼性を検討してみるとよいでしょう（▶1）。

❸ 疑問をもつ、かしこい消費者をめざして

　「○○茶がダイエットに効く」、「○○があなたに若さと潤いを」…など、毎日いろいろな情報が氾濫しています。私たちには、情報を見抜く力が必要です。「テレビや雑誌で話題」「あの女優○○さんも愛用中」などはエビデンスにはなりません。有名人が「私は、不足する栄養素を補うために毎日飲んでいます」と手のひらいっぱいにサプリメントをのせながら、「朝食はこれです」と言っているのを見て疑問をもつ、かしこい消費者になってください。

①いつ発信された情報か？

　科学に関する情報は日々研究が進んでいます。以前の説がくつがえっていることもあります。古くなっていないか確認する必要があります。

②何について、何のために書かれた情報か？

　もしかするとその情報は、商品の宣伝かもしれません。

③発信した人は誰？

　個人、行政、学会や大学などの論文、会社に所属する研究員など、誰が発信しているかを確認しましょう。専門分野や所属、出版社などがわかるようにしてあるかも確認します。

④元のネタは何？

　確かな科学的根拠（エビデンス）を元にしている情報でしょうか？　個人の体験や経験ではありませんか？　資料の出典元、引用元、資料の対象数（検体数）が十分かを確認します。対象人数が少ないほど、エビデンスとしては薄くなります。

⑤違う情報と比べたか？

　1つの情報だけで判断しないで他の情報と比較します。複数の研究で同じ内容が発表されているかを確認しましょう。食品・薬品そのものの細部の具体的な情報は、そのメーカーにしかわからないこともあります。その場合は、お客様相談室を利用しましょう。

5章
健康食品で健康になれるの？

だしいりたまご
（フェイクに惑わされず、ネット情報を見極める7つのポイント）

column

だ	誰が言っている？	→	本当に専門家が発信しているのか？
し	出典はある？	→	出典は？　エビデンスは？　個人的な意見じゃないの？
い	いつ発信された？	→	医療に関する情報などは時間がたつと間違いだったということもある。
り	リプライ欄（返信欄）にどんな意見？	→	別の専門家がデマだと否定していることがよくある。デマではないかと疑うことが大切。
た	たたき（攻撃）が目的ではない？	→	正しい情報かどうかより、誰かを攻撃することが目的になっていないか。
ま	まずはいったん保留しよう	→	いったん保留にして、すぐに判断して拡散しないこと。
ご	公的情報は確認した？	→	多くの専門家のコンセンサス（合意）である公的な情報か確認しよう。

（山本健人外科医師（外科医けいゆう）　わかりやすい医療情報をSNSで発信）

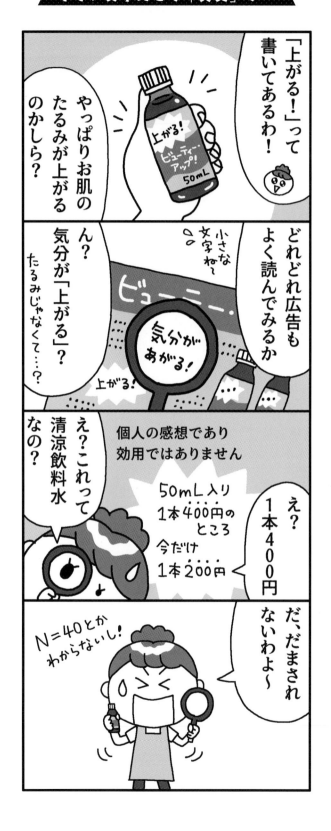

第 6 章

食品表示を
見ていますか？
食品表示のリテラシー

1 | 食品表示から 何がわかるの？

→ 食品表示は食品からの「自己紹介」です

「このお弁当、誰が、どこでつくったのかな？　食材はどこから仕入れたのかな？」

加工食品や調理済み食品、外食は、見ているだけでは、どのような過程を経てここにあるのかわかりません。食事はおいしいのが一番ですが、安全であることも同じくらい大切です。

加工食品についている食品表示は、食品からの「自己紹介」です。私たち消費者にとって大切な情報が多く書き込まれています。

❶ 食品表示から何が読み取れますか？

食品表示は、食品表示法にしたがって表示しなければならない事柄が決まっています（▶1）。法律で決められていること以外にも、商品の取り扱い方、お客様相談室の連絡先、ホームページのアドレス、商品の宣伝、容器の捨て方など、事業者が独自にさまざまなことを表示しています。購入の際にはできるだけ表示を読み、役立てましょう。

❷ 消費期限と賞味期限、区切りは「5日」

食品表示法では、「科学的・合理的な根拠」に基づいて消費期限か賞味期限のいずれかを表示する決まりになっています。消費期限と賞味期限の違いはわかりますか？　区切りは「5日」です。

> ● **消費期限**：おおむね5日以内の日持ちする食品の期限。その日までに消費すること。
> ● **賞味期限**：5日以上日持ちする食品のおいしく食べられる期限。

賞味期限の「3分の1ルール」って、聞いたことはありますか？

賞味期限の「3分の1ルール」とは、納入期限、販売期限を決めるルールです。製造日から賞味期限までを3分割し、スーパーなどへの納入期限は製造日から3分の1の日まで、販売期限は賞味期限の3分の2の日までを期限としています（▶2）。

このルールは食品ロス【➡ p.154】を増やすという観点から批判が集まっており、農林水産省による納品期限緩和の取り組み推進を受けて、大手スーパー、コンビニなどは「2分の1ルール」を採用する動きが拡大しています。2分の1ルールでは、製造日から3か月以内に店舗

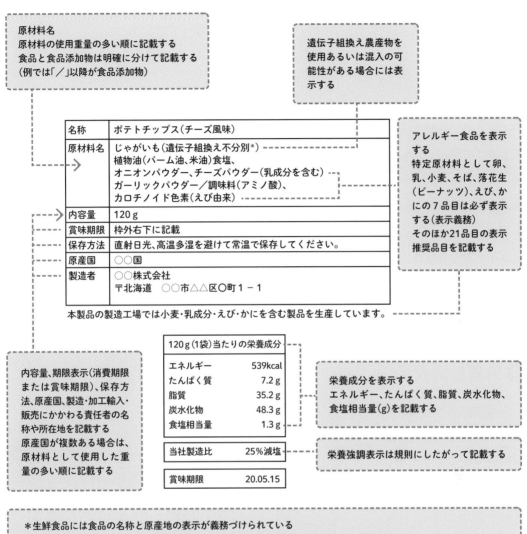

原材料名
原材料の使用重量の多い順に記載する
食品と食品添加物は明確に分けて記載する
（例では「／」以降が食品添加物）

遺伝子組換え農産物を使用あるいは混入の可能性がある場合には表示する

名称	ポテトチップス（チーズ風味）
原材料名	じゃがいも（遺伝子組換え不分別＊）植物油（パーム油、米油）食塩、オニオンパウダー、チーズパウダー（乳成分を含む）ガーリックパウダー／調味料（アミノ酸）、カロチノイド色素（えび由来）
内容量	120 g
賞味期限	枠外右下に記載
保存方法	直射日光、高温多湿を避けて常温で保存してください。
原産国	○○国
製造者	○○株式会社　〒北海道　○○市△△区○町1−1

本製品の製造工場では小麦・乳成分・えび・かにを含む製品を生産しています。

アレルギー食品を表示する
特定原材料として卵、乳、小麦、そば、落花生（ピーナッツ）、えび、かにの7品目は必ず表示する（表示義務）
そのほか21品目の表示推奨品目を記載する

内容量、期限表示（消費期限または賞味期限）、保存方法、原産国、製造・加工輸入・販売にかかわる責任者の名称や所在地を記載する
原産国が複数ある場合は、原材料として使用した重量の多い順に記載する

120 g（1袋）当たりの栄養成分	
エネルギー	539kcal
たんぱく質	7.2 g
脂質	35.2 g
炭水化物	48.3 g
食塩相当量	1.3 g

当社製造比	25%減塩

賞味期限	20.05.15

栄養成分を表示する
エネルギー、たんぱく質、脂質、炭水化物、食塩相当量（g）を記載する

栄養強調表示は規則にしたがって記載する

＊生鮮食品には食品の名称と原産地の表示が義務づけられている
＊「遺伝子組換え不分別」とは、「組換えでない」とはいえない、組換え食品である可能性もあるということを示している

▶ 2 賞味期限の「3分の1ルール」と「2分の1ルール」

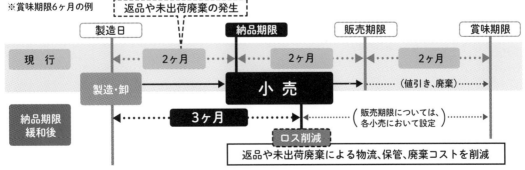

※賞味期限6ヶ月の例

返品や未出荷廃棄の発生

製造日　　納品期限　　販売期限　　賞味期限

現行　　製造・卸　　2ヶ月　　小売　　2ヶ月　　（値引き、廃棄）　　2ヶ月

納品期限緩和後　　3ヶ月　　（販売期限については、各小売において設定）

ロス削減
返品や未出荷廃棄による物流、保管、廃棄コストを削減

（農林水産省「1／3ルール等の食品の商慣習の見直し」2018年）

に納品し、店舗では1か月前（製造日から5か月以内）に販売します。消費者が購入した時点で賞味期限が1か月ある状態となります。また、賞味期限切れのものを安く販売する業者もあります。購入は消費者の判断で、ということになっています。

❸ 栄養成分表示

　加工食品*には、栄養成分表示をすることが義務づけられています。熱量（エネルギー）、たんぱく質、脂質、炭水化物、食塩相当量の5種類は必ず、それぞれ決められた単位で表示します。そのほか、推奨されている飽和脂肪酸と食物繊維、任意で表示可能な糖質、糖類、コレステロール、ビタミン、無機質があります。また、コラーゲン、リコピン、イソフラボンなど定めのない成分の含有量を示す場合は、栄養成分表示の欄外にその量を記し、区別します。

　表示するときには、栄養素ごとのグループが一目でわかるように示さなくてはなりません。脂肪酸は脂質の近くに、糖質、糖類、食物繊維は炭水化物の近くに表示されます。表示される箇所は、容器包装を開封しなくても容易に見える箇所に消費者が読みやすいよう表示することになっています（▶3）。

❹ 栄養強調表示

　栄養強調表示とは、欠乏や過剰な摂取が健康に影響を与える栄養成分について適切な摂取ができることを示す表示です。たとえば、「砂糖不使用」、「ノンシュガー」、「塩分控えめ」、「カロリーハーフ」などがあります。これらを表示するときには、該当する栄養素や基準、表現の例が決められており、それに従って表示されます。基準のない成分について強調表示をする場合は、科学的根拠に基づいて、販売者の責任において表示します。

▶3　栄養成分表示の例

栄養成分表示1本(25g)当たり			
エネルギー	117kcal	コレステロール	0mg
タンパク質	6g	炭水化物	9.5g
脂　　　質	6.9g	-糖　　　質	6.6g
-飽和脂肪酸	1.5g	-食物繊維	2.9g
-トランス脂肪酸	0g	食塩相当量	0.1g
大豆イソフラボン 17mg			

栄養成分表示(1本/200ml当たり)	
エネルギー	86kcal
たんぱく質	0.8g
脂　　　質	0g
炭水化物	21.1g
糖　　質	20.2g
糖類	17.4g
食物繊維	0.1〜1.7g
ナトリウム	0〜121mg
（食塩相当量	0〜0.4g)
カリウム	160〜650mg
カルシウム	2〜69mg
ビタミンA	110〜930µg
ビタミンK	0〜10µg
葉　　酸	0〜39µg
α-カロテン	380〜6100µg
β-カロテン	1200〜8000µg
ポリフェノール	53〜270mg

●ビタミンAは、カロテンより換算。カロテンは、体内で必要量だけがビタミンAに変換されます。
●砂糖、食塩、甘味料、保存料を使用しておりません。
●1日の必要量は栄養素等表示基準値(2015)に基づく。

---

*加工食品でも小規模事業者が自ら販売する場合には省略できます。たとえば、精肉店自家製のコロッケやポテトサラダ、各種惣菜などは栄養成分表示義務の対象外です。また、生鮮食品も表示義務の対象外です。

❺違いがわかりますか？ 「カロリー○○」の表示

　栄養強調表示でよく目にするのが「カロリー○○」といった、エネルギーの表示です。違いがわかった上で利用できていますか？

　「カロリーゼロ」、**「ノンカロリー」**、**「カロリーオフ」**は、**「カロリーが0」ではありません。**栄養表示基準では飲料100mL当たり5kcal未満であれば「カロリーゼロ」、「ノンカロリー」、「カロリーオフ」と表示できます。20kcal未満であれば「低カロリー」、「カロリー控えめ」、「カロリーライト」と表示できます。

　「カロリー○○％オフ」は、エネルギー量が食品成分表【➡p.42】に記載されている値より下回っている場合に、割合で「○○％オフ」と表示します。たとえば、食品成分表ではエネルギーが100kcalの場合、その食品が70kcalまで削減できているとしたら「カロリー30％オフ」と表示します。ただし、25％以上削減されていなければ、この表示はできません。

　表現のしかたは商品によって違います。本当に「ゼロ」なのか、各表示をしっかり読み取ってください。

---

 column　栄養成分表示の活用法

　スーパーの惣菜、弁当はもちろん、レストランのメニューにも栄養成分表示が表示されていることが多くなりました。貴重な情報となるので、健康維持のために役立てていきましょう。たとえば、弁当を買う場合、「どちらを買おうかな…」と迷ったら、価格だけでなく栄養成分表示も参考にしてみましょう。

Q　あなたなら、どちらの弁当を買いますか？

A弁当　250円

栄養成分表示	
1食（420g当たり）	
エネルギー	829kcal
たんぱく質	20.4g
脂質	32.2g
炭水化物	114.5g
食塩相当量	2.2g

B弁当　480円

栄養成分表示	
1食（390g当たり）	
エネルギー	647kcal
たんぱく質	26.4g
脂質	19.2g
炭水化物	92.1g
食塩相当量	2.9g

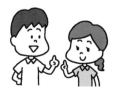

医師に「脂質の多い食事を控えましょう」と言われたので、B弁当にしたいけど高いな…。A弁当にして、夕食で脂質を控えることにしよう！

「たんぱく質をしっかり摂るように」と言われたので、B弁当がいいね。
塩分も控えるようにと言われたけど、弁当は塩分が結構多いんだよね…。

2 | オーガニック食品は健康にいいの？

→栄養価は一般食品と同じです

　欧米ではオーガニック食品の需要が年々高まってきています。日本でもオーガニック食品は高価ですが、通常の食品より「健康に良い・栄養価が高い・安全である」と考える人が多く、そのニーズは高まっています。

❶オーガニック食品とは

　オーガニック（organic）の意味は「有機の」という意味です。農林水産省によれば「環境への負荷をできる限り少なくする方法で生産された食品」のことを意味します。自然資源の循環によって支えられている農産物（▶1）であり、JAS法に基づき、有機農産物の生産農家や有機加工食品の製造者がルールを守って生産した有機食品のみに「有機JASマーク」（▶2）を付けることができます。有機JASマークがなければ、「有機」や「オーガニック」として表示・販売はできません。有機食品として認証される条件は、おもに次の3つです。

　①農産物なら化学肥料や農薬を使わないもの、遺伝子組換え技術や放射線照射を行わない、
　　2年以上有機肥料での土づくりをおこなった田畑でつくられたもの
　②畜産物なら抗生物質や成長ホルモンなどの医薬品を使わない方法で育てられたもの
　③加工食品は化学的に合成された保存料や着色料などの食品添加物を避けること

❷オーガニック食品は健康に良い？　栄養価も高い？

　オーガニック農法＝無農薬ではありませんが、一般の食品より残留農薬は当然低いです。

▶1　循環型農業

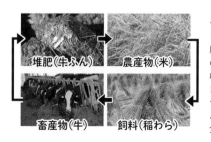

農産物を収穫した後の葉やわらが家畜のえさとなり、その家畜のふんから堆肥がつくられる。そして、その堆肥から農産物が育ち、収穫したあとの葉やわらがまた家畜のえさになる…のサイクルを繰り返す。このような循環型農業から有機食品は生まれる。

▶2　有機JASマーク

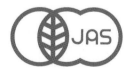

有機JASマークは太陽と雲（雨）が植物を育むことをイメージしている。

有機JASマークのない農産物や食品に「有機」、「オーガニック」と表示することはJAS法で禁止されている。

安心安全な食べ物として、学校給食に有機食品を導入する自治体もあります。しかし一方で、一般の食品の残留農薬も日本が定める規律の許容範囲のものしか流通しません。化学肥料や農薬を使って栽培した一般の食品でも野菜や果物をたくさん食べる人はがんになりにくいというデータもあります。また、栄養価は一般の食品と変わりません。低農薬にこだわり過ぎて一般の食品を食べなくなり、食の範囲が狭くなることはよいこととは思いません。さらに、有機栽培には手間と時間、費用がかかるため、価格も高価になります。食費がかかり過ぎて生活を圧迫することもよくありません。**有機栽培の大切な目標は、農薬をできる限り使わないことで生態系を維持し、環境保全につなげることなのです。**

❸ オーガニック食品市場、有機農業の取り組みはどのくらいなの？

世界のオーガニック食品売り上げは、年々増加しており、2016年では約9.9兆円の規模になっています。地域別では北米と欧州が世界のオーガニック食品売り上げの約90%を占めています。世界の有機農業の取り組み面積も1999年から2018年までの20年間で約5倍に増加し、特にイタリア、スペイン、ドイツなどのヨーロッパ諸国での関心が高いです。

しかし、そうはいっても、世界の全耕地面積に対する有機農業の取り組み面積の割合は約1.5%程度です。さらに日本は0.2%と世界の平均値にも及びません。SDGs【➡ p.154】が叫ばれる今、まだまだ取り組みを進めるいっそうの努力が必要な状況です（▶3）。

日本は、気候風土から見て、有機栽培には不向きな条件がそろっています。高温多湿の気候では病虫害が発生しやすく、農薬を使わざるを得ない環境です。しかし、農業も国際化が進む中、有機栽培への対応は必須です。日本国内での使用が許可された農薬であっても、世界では禁止の方向に向かっているものが多く、そのような農薬を使った農産物を世界は輸入しないと宣言しています。使用禁止の根底には、病虫害を防ぐ以上に環境保全・生態系維持を目的とする国が多いのです。日本も国際市場に出ていくためには、手間、時間、費用をかけてでも減農薬・無農薬に対して努力しなければならないのです。

▶3　IFOAM（国際有機農業運動連盟）による有機農業とSDGsの関係

持続可能な農業システムは
持続可能な食料生産を促進する

化学肥料・化学農薬の使用削減による
水質汚染防止等が
人々の健康や福祉につながる

化学物質の水路への流出防止につながる

有機食品の購入が
持続可能な食料生産への貢献につながる

適切な土壌管理が
気候変動の抑制につながる

生態系の維持・生物多様性に貢献できる

（農林水産省資料）

3 ゲノム編集食品ってどんな食品？

→遺伝子組換え食品の仲間です

「ゲノム編集食品」が販売されるという報道を耳にしたことがありますか？　「遺伝子組換え食品」と、どう違うのでしょうか？　どんな方法でつくられ、食品表示はどうなっているのでしょうか？　見てみましょう。

❶ ゲノム編集食品と遺伝子組換え食品の違い

ゲノム（genome）とは「遺伝子」の「gene」と「すべて」を意味する「ome」を合わせたことばです。遺伝子情報全体のことを指します。ゲノム編集食品は遺伝子に何らかの操作を加えますから、遺伝子組換え食品の仲間になります。遺伝子組換え食品では、本来その生物がもっていない遺伝子をほかの生物から

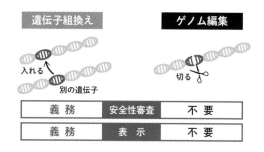

▶1　遺伝子組換え食品とゲノム編集食品

遺伝子組換え　　　　　　　ゲノム編集

入れる　　　　　　　　　　　切る
別の遺伝子

義　務	安全性審査	不　要
義　務	表　示	不　要

取ってきて、追加したり、入れ替えたりします。ほかの生物の遺伝子が組み込まれることは

▶2　安全性確保の手続き

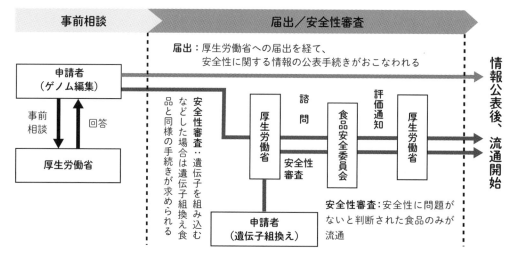

事前相談　　　　　　　　　届出／安全性審査

届出：厚生労働省への届出を経て、
　　　安全性に関する情報の公表手続きがおこなわれる

申請者（ゲノム編集）

事前相談　　回答

厚生労働省

安全性審査：遺伝子を組み込むなどした場合は遺伝子組換え食品と同様の手続きが求められる

諮問　　　評価通知

厚生労働省　　食品安全委員会　　厚生労働省

安全性審査

申請者（遺伝子組換え）

安全性審査：安全性に問題がないと判断された食品のみが流通

情報公表後、流通開始

（消費者庁 WEB）

106

自然界では起こりません。一方、ゲノム編集食品では、その生物自身のもつ遺伝子配列を一部切り取ったり、配列を変化させたりします。これは、従来の品種改良や突然変異でも起こることです（▶1）。

❷ ゲノム編集食品には、どんなものがあるの？

日本では
- 筋肉の成長を抑える遺伝子を壊し、肉の量を多くしたマダイ
- 芽の毒素をつくる遺伝子が働かないようにした、毒のないじゃがいも
- アレルギー物質をつくらない卵
- 高ギャバ含有トマト*
- 切っても涙が出ないたまねぎ

アメリカでは
- 干ばつに強いとうもろこし
- 栄養価の高い大豆

などが開発されています。これらは、不要な遺伝子を切り取るはさみの役をするたんぱく質「クリスパー・キャス9」を細胞内に入れるだけの、簡単なものといわれています。従来の品種改良と比較して、商品化するまでの費用や時間が大幅に短縮できます。

❸ ゲノム編集食品には、今のところ、表示の義務はありません

遺伝子組換え食品は、食品への使用に当たって審査を必要とし、表示の義務があります。一方で、ゲノム編集食品は審査不要で、表示義務もありません。厚生労働省は、「外部遺伝子を組み込む遺伝子組換えとは違って、ゲノム編集食品は自然界でも突然変異などによってつねに起こりうる現象と同じであり、従来の品種改良技術と科学的に区別がつかず安全性が高いので審査は不要」としています。しかし、消費者団体などは「安全性の議論が足りない」、消費者は「ゲノム編集食品が知らないうちに出回り、気づかぬまま口にしていないか」と心配しています。

国際的にみても、その表示については、消費者庁は次のように言及しています。「現時点では、ゲノム編集技術応用食品の表示について、具体的なルールを定めて運用している国・地域はないと承知」＊＊、EU、アメリカも表示については模索中です。現在、消費者庁では、消費者団体からの指摘や消費者からの不安な声を受けて、表示義務について検討がおこなわれています。消費者には「知る権利・選ぶ権利」があります。消費者が正確な情報を受けた上で、選択できるようになる制度の確立を期待したいところです（▶2）。

---

*すでに2021年に発売。販売業者は表示ラベルに「この商品はゲノム編集技術で品種改良しました」、「厚生労働省・農林水産省に届出済」と記載しています。
＊＊「ゲノム編集技術応用食品の表示の在り方について」令和元年7月、消費者庁

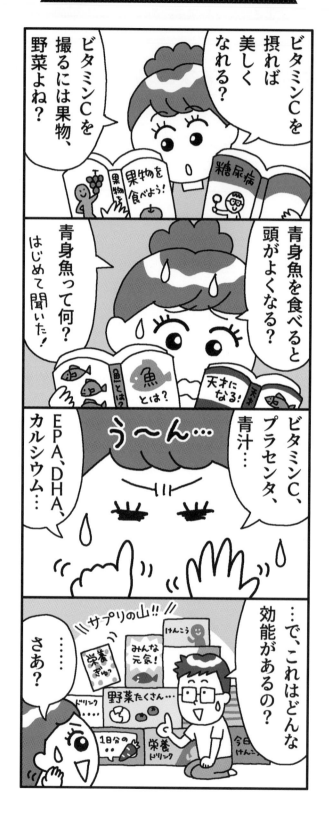

第 **7** 章

ダイエットしたことは
ありますか?

肥満とやせのリテラシー

1 | あなたは「肥満」？それとも「やせ」？

→正しいダイエットのための知識、教えます

❶ ダイエットの本来の意味を知っていますか？

1）本来は、「ダイエット＝やせること」ではありません

　多くの人は、ダイエットを「スリムな体型をめざしてやせること」と思っているのではないでしょうか。**ダイエット（diet）は本来、「食事、食生活」という意味があります**。たとえば、good/healthy diet といえば「健康な食生活」という意味になります。次に「病気の治療や体重調節の治療食、食事療法」という意味で使われるのですが、それが徐々に、体重調節→やせる、が一人歩きし、「ダイエット＝やせること」、といわれるようになりました。

2）ダイエットブームのあれこれ

　「○○を食べ続ければやせる」という情報がテレビや雑誌などで流れると、店からこれらの食品が一斉に消えるという現象が何度も繰り返されてきました。しかし、どれも長続きしませんでした。おいしいものがいっぱいあるのに、一つの食品だけを食べ続けるのはつらいことです。「楽で簡単にやせられるダイエット方法」は魅力的ですが、がんばってはみたものの効果がなかったり、効果はあっても一時的なもので結局リバウンドしたり、ストレスがたまったり。次々とさまざまなダイエット方法が生まれては消え、生まれては消えていきました（▶1）。

▶1　ダイエットブームの変遷

（年代）

1970〜	1980〜	1990〜	2000〜
紅茶きのこ にんにく	酢大豆 ゆで卵 こんにゃく りんご	ごま 赤ワイン ココア とうがらし 黒酢 寒天	糖質制限 ヨーグルト トマト バナナ キャベツ 納豆 チョコレート プーアル茶 にがり もろみ酢 豆乳 グレープフルーツ ミネラルウォーター ざくろ

❷ 体重と体脂肪

体は大きく「体脂肪*」、「筋肉」、「骨」、「水分（血液など）」の4つで構成され、これらの重さの合計が「体重」です。**体脂肪と筋肉は同じ重さでも、筋肉のほうが組織の密度が高いので、体積は体脂肪のほうが1.2倍ほど大きくなります**。筋肉質の人のほうがスリムに見える理由です。昔は、体重だけで肥満・やせを判断してきましたが、身長との関係（BMI）や重さに占める体脂肪の割合（体脂肪率）までみなければ、正しく判断できないことがわかってきました。正しいダイエットのためにBMIと体脂肪について理解しましょう。

❸ BMIと体脂肪率

1）BMI

BMI（Body Mass Index：体格指数）は18歳以上の成人の肥満度の判定に用いられます**。身長と体重から計算します。

$$\text{BMI} = [体重（kg）] \div [身長（m）]^2$$

計算結果が、18.5未満は「やせ」、18.5以上25未満は「ふつう」、25以上は「肥満」と判定されます（▶2）。BMIが22になるときが「標準」とされ、そのときの体重が「標準体重（身長に対する理想的な体重）」です。

2）体脂肪率

体重のうち、体脂肪の重さが占める割合が体脂肪率です。%であらわします。

$$体脂肪率（\%）= 体脂肪の重さ（kg）\div 体重（kg）\times 100$$

「体脂肪の重さ」を知っている人は、ほとんどいないと思います。一般的には家庭用の「体組成計」で測定した体脂肪率を活用することになります。「体脂肪計」は、体に微弱な電流を流し、電気を通しにくい脂肪の電気抵抗値（インピーダンス）から体脂肪を測定しています。この方法は、体の水分量が変化すると体脂肪率も変化しやすくなります。計測は、飲食や入浴、運動直後の計測は避け、同じ時間・同じ状態で測るようにします。

「体脂肪は少なければ少ないほどよい」という風潮がありますが、体脂肪にも生命維持のために果たす重要な役割【➡p.28】がありますから、ただ減らせばいいわけではありません。体脂肪率の基準は「標準」～「やや高い」の範囲を意識しましょう【➡p.113】（▶3）。

＊体内の脂肪を総称して「体脂肪」といいます。蓄積する部位によって「皮下脂肪」、「内臓脂肪」に分けられます。
＊＊体格指数には、成人に用いられるBMIのほか、乳幼児用のカウプ指数、学童期用のローレル指数などがあります。

❹ BMI、体脂肪と健康との関係

厚生労働省の「国民健康・栄養調査」を見ると、「やせ」は10〜20歳代女性で高くなっています。一方、男性の肥満率は、特に30〜60歳代で約30〜40％に及びます（▶4）。

BMIと死亡リスクとの関係は研究で明らかになっています。BMIが「ふつう」の範囲に近いと死亡リスクが低くなります（▶5）。よく見ると、男性はBMIが少し高めのほうが死亡リスクが低くなっており、「小太りの人は長生きする」といわれる根拠になっています。一方、「やせ」、「肥満」はどちらも、死亡リスクが高くなっています。

1）「やせ（BMI 18.5未満）」が気をつけたい病気

女性特有の疾患と体脂肪との間には関係があります。ダイエットなどで急激に体重が減少すると、鉄欠乏などによる貧血があらわれやすくなります。貧血はだるい、疲れやすいなどの症状や成長障害などをもたらします。

また、過度の体重減少から無月経になることが知られており、その原因は、ダイエットによるものが40％を超え、その他の原因による体重減少を含めると50％を超えるといわれています。卵巣機能障害はBMIが18.5から起こりはじめ、16以下になると無月経、体脂肪率が15％を下回ると卵巣機能障害が起こり、10％以下では機能が停止するといわれています。

中・高校生の部活動も含めて、女性アスリートの中には体脂肪の減少がもとで、無月経、卵巣機能障害、骨粗しょう症【→ p.74】を起こす人がいます。長期にわたる無月経は回復が難しく、体重が戻っても機能が約3割程度戻らないとの報告もあります。無月経が続く場合には、医療機関を受診して早期に対処することが必要です。

2）「肥満（BMI 25以上）」が気をつけたい病気

肥満と深い関係の病気には、高血圧、糖尿病、脂質異常症などの生活習慣病があります。しかし、同じBMIでもどこに脂肪がついているかで健康への危険度は異なります。特に腹囲径が太い内臓脂肪型肥満（リンゴ型肥満）の人は生活習慣病を発症する確率が高くなります。内臓脂肪型肥満はメタボリックシンドローム＊の判定基準の一つです。健康づくりにおいて、肥満予防対策は重要です。もう少し食生活に気をつける必要がありそうです。

3）「ふつう（BMI 18.5以上25未満）が気をつけたい病気

BMIが「ふつう」の人の中にも「かくれ肥満」が潜んでいます。かくれ肥満とは、見かけは太っていないしBMIも25未満なのに、実は体脂肪が多い状態です。皮下脂肪が多い状態ならまだよいのですが、かくれ肥満の多くは内臓脂肪型肥満だといわれています。BMIが25未満でも内臓脂肪型肥満だと、脂質異常症、脳梗塞や心筋梗塞の危険があります。

また、「運動したくないけど太りたくない」と食べる量を減らしている人も要注意です。運動しない人は筋肉が少ない状態になります。体重が適正であっても体脂肪率が30％以上、しかも内臓脂肪型肥満だった…ということが起こります。BMIと体脂肪率、どちらも健康のために活用できるようにしたいですね。

7章

ダイエットしたことはありますか？

▶ 2　BMI 判定基準（日本肥満学会）

判　定		BMI の値
やせ（低体重）		18.5 未満
ふつう（普通体重）		18.5 以上 25 未満
肥満		25 以上
	肥満1度	25 ～ 30 未満
	肥満2度	30 ～ 35 未満
	肥満3度	35 ～ 40 未満
	肥満4度	40 以上

［注］この判定基準は WHO の判定基準を元に策定されている。

▶ 3　体脂肪率の判定基準（めやす）

判定	男性	女性
高い	25％以上	35％以上
やや高い	20％以上 ～25％未満	30％以上 ～35％未満
標準	10％以上 ～20％未満	20％以上 ～30％未満
低い	～10％未満	～20％未満

（オムロン体組成計、ハンドブックより）

▶ 4　肥満・ふつう・やせの年代別比率（2019年）

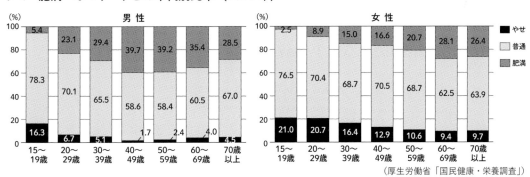

（厚生労働省「国民健康・栄養調査」）

▶ 5　BMIと死亡リスクとの関連

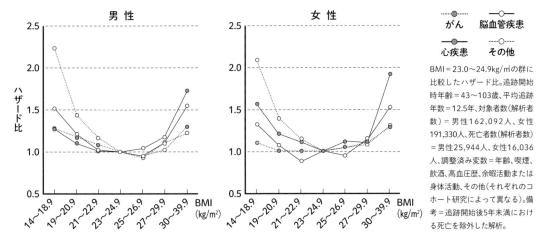

BMI＝23.0～24.9kg/㎡の群に比較したハザード比。追跡開始時年齢＝43～103歳、平均追跡年数＝12.5年、対象者数（解析者数）＝男性162,092人、女性191,330人、死亡者数（解析者数）＝男性25,944人、女性16,036人、調整済み変数＝年齢、喫煙、飲酒、高血圧歴、余暇活動または身体活動、その他（それぞれのコホート研究によって異なる）。備考＝追跡開始後5年未満における死亡を除外した解析。

（社会と健康研究センター予防研究グループ「肥満指数（BMI）と死亡リスク」）

＊ 2002 年に、WHO が健康対策として診断基準を発表しました。腹囲径（へそを通る腹部の最も太いところの周囲径）が男性 85cm、女性 90cm 以上の内臓脂肪型肥満の人で、高血糖、高血圧、脂質異常症のうち2つ以上を併発している状態で、健康リスクが高まります。

2 | どうして肥満になるの？

→ 食べ方と運動不足がおもな原因です

❶ 肥満傾向の強い人ほど、食べたものを忘れてしまう

あなたは、自分がその日に食べたものと量を覚えていますか？

栄養士さんたちを悩ますことの一つに食事量の「申告誤差」があります。栄養指導で食事調査をしたときに、食べた量を正確に申告してもらえないと適切な指導ができないのです。そこで、BMIと申告との間にどのような関係があるかを調べたところ、BMIが高い人は食事量を「過少申告する」傾向がみられたそうです。**人は食べたものの1〜2割を忘れるようですが、肥満傾向の強い人ほど食べたものを忘れてしまうようです。**

❷ 食べる速さと肥満は大きく関係しています

愛知県に住む35〜69歳について、食べる速さとBMIの関連を調べたところ、「速食いの人」は現在のBMIが高い傾向にあること（▶1）、さらには20歳時点からBMI増加量が高いこともわかりました（▶2）。大阪府と秋田県に住む成人に対して、「速食い」に加えて「お腹いっぱい食べるか否か」とBMIの関連を調べたところ、「速食い」の習慣をもつ人と「お腹いっぱい食べる」習慣をもつ人はBMIが高く、両方の習慣をもつ人はさらにBMIが高いことがわかりました（▶3）。

また、食べるのが速い＝よく噛まない＝やわらかいものを食べがち＝食物繊維の少ない食事、という関連もみられます（▶4）。食物繊維は血糖値の上昇を抑える働きがあるので、食物繊維摂取量の少なさが肥満につながることになるのでしょう。

厚生労働省の調査では、肥満の人（BMIが25以上）のうち、男性約64％、女性約47％が食べる速さが速いと報告されています。**速食いの習慣のある人は肥満になるリスクが確実にあります。**

❸ ソフトドリンクを多く飲む人は、油脂類や菓子も多く食べています

日本の女子大学生を対象にしたある調査で、清涼飲料や炭酸飲料などのソフトドリンクの摂取量の多い人ほど油脂類、菓子の摂取量が多く、魚介類、果物、牛乳・乳製品、野菜、大

▶ 1 速食いとBMIの関係

（男性3,737人、女性1,005人、5段階の自己評価）

現在のBMI

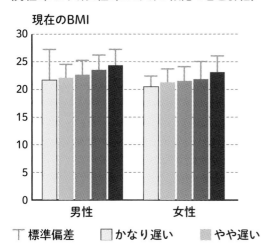

▶ 2 速食いとBMIの増加量

BMIの増加（現在のBMI-20歳時点のBMI）

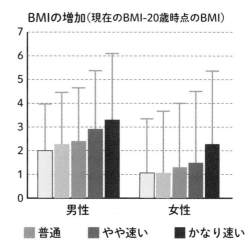

T 標準偏差　　□ かなり遅い　　■ やや遅い　　■ 普通　　■ やや速い　　■ かなり速い

▶ 3 「速食い」、「お腹いっぱい食べる」とBMIの関係

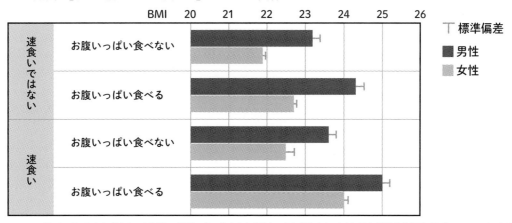

（▶ 1、2、3とも「速食いと肥満の関係―食べ物をよく「噛むこと」「噛めること」」厚生労働省情報サイト「e- ヘルスネット」）

▶ 4 食べる速さと食物繊維の摂取量との関連

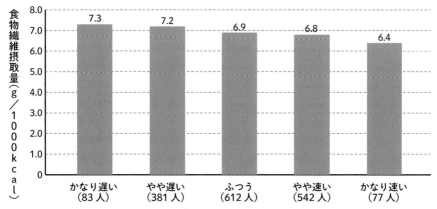

大学生女子1,695人を食べる速さで分けたそれぞれの群の平均値

（佐々木敏『佐々木敏の栄養データはこう読む！ 第2版』、2020年、女子栄養大学出版部）

豆製品の摂取量が少ないという結果が出ました（▶5）。たぶん、ジュースを飲みながら、スナック菓子やクッキー、チョコレートなどを食べているのでしょうね…。こうした食生活は、糖質や脂質の摂り過ぎにつながるので肥満になります。また、たんぱく質、カリウム、カルシウム、食物繊維の摂取量が少なくなるので、栄養の偏りが生じます。これが長く続けば、肥満はもちろんですが、脂質異常症といった生活習慣病や骨粗しょう症などになりやすい体をつくってしまいます。ジュースや菓子は、ほどほどにしましょう。

❹ 食事内容の変化と体重の変化の関係

2011年にハーバード大学の研究者らが、アメリカ人12万人を対象に、12〜20年間にわたり、食事内容が体重にどのような影響を与えるのかを追跡調査しました（▶6）。そこからわかったことは、「**食べている食品の種類が体重の変化に影響する**」ということです。食品を食べたら体重が減る（増える）のではなく、同じ栄養素が摂れる食品でも種類が違うと体重が減った（増えた）につながるということです。

炭水化物を食べてはいけないのではなく、同じ炭水化物でも白色（食パン、精白米など）より茶色のもの（全粒粉パン、玄米など）、脂質ではナッツ類、果物はフルーツジュースより果物そのものを食べる。そのことが体重を減らすほうに作用しているのではないかと推測できます。栄養素に偏りがないものをバランスよく食べることが体重の減少につながるのです。まずは、フライドポテト、ポテトチップス、ソフトドリンクを減らしてみませんか？

❺ 朝食を食べる人は、肥満が少ない

朝食を食べる習慣をもつ人は、もたない人に比べて肥満が抑えられています。2018年、朝食を抜くと体重が増えるのは体内時計にズレが生じるのが原因だと明らかにされました。朝食抜きで4時間遅らせて、昼食が1日の始まりの食事の場合、以下のようなことが起きます。

> 体温上昇の時間が遅れる➡脂質代謝を担う遺伝子の働きのリズムが遅れ、乱れる➡身体の活動期が短くなり、運動不足になる➡エネルギー消費が少なくなる➡体重増加につながる

❻ 肥満の改善にはまず、正しい食事方法を実践しましょう

ここまでみてきたように、肥満の原因は、まずは「食べ方」にあるようです。**適切な量の食事を、偏りなく、速食いせず、3食決まった時間に食べる**だけでも、肥満の改善につながります。ダイエットブームにのって特定の食品だけを摂ったり、健康食品に飛びついたりせず、バランスよく、よく噛んで食べ、運動習慣をつけることこそがダイエットなのです。

手始めに、自分の食べたものを記録したり、体重を計測したりする習慣をつけてみましょう。また、忙しい中、早く済ませられる食事を選ぶ気持ちはよくわかりますが、「よく噛ま

ないと食べられない、時間がかかる食事」をあえて食べる日もつくってみましょう。

▶ 5　ソフトドリンクの摂取と食事内容との関連

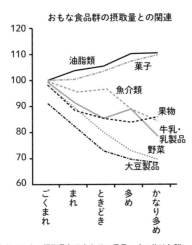

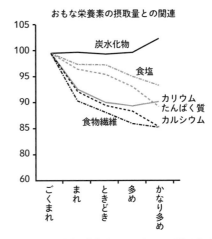

横軸　ソフトドリンクの摂取量（1日あたりの重量：g）で分けた群。
　　　ごくまれ＝4.4（ほぼ57日に1回）以下、　　　多め＝60〜112（ほぼ4〜2日に1回）、
　　　まれ＝4.5〜27.9（ほぼ56〜9日に1回）、　　 かなり多め＝113（ほぼ2日に1回）以上。
　　　ときどき＝28.0〜59.9（ほぼ9〜4日に1回）、　 1缶を250mlとして計算。

縦軸　「ごくまれ」群における平均摂取量に比べた
　　　それぞれの群における相対的な平均摂取量。

日本の女子大学生3,931人を対象に、過去1か月間のソフトドリンクの摂取量と食習慣全体（食品群・栄養素摂取量）との関連を調べた研究。

（佐々木敏『佐々木敏の栄養データはこう読む！ 第2版』、2020年、女子栄養大学出版部）

▶ 6　食事内容の変化と体重の変化の関係

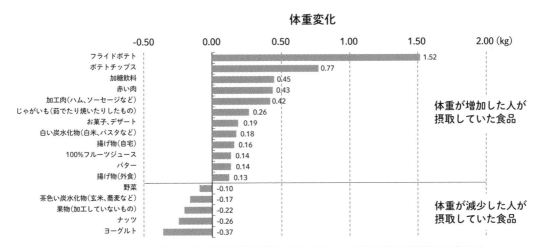

図の横軸は4年間でどれだけ体重が変化したかを表す。すべて食品の摂取量1単位当たりの変化である。これらの食品はすべて体重との関係が統計的に有意であったものである。一方で、体重との間に有意な関係が認められなかったものとして、チーズ、牛乳、ダイエットソーダなどがある（図中には示していない）。

（津川友介『世界一シンプルで科学的に証明された究極の食事』、2018年、東洋経済新報社）

7章　ダイエットしたことはありますか？

3 | 糖質制限ダイエットは 効果があるの？

→最も効果的なのはバランスよく食べることです

　最近は、ダイエットといえば、「糖質制限ダイエット」がブームになっています。どのようなメカニズムなのか？　メリットやデメリットからみていきましょう。

❶ 糖質を摂らないようにするダイエット

　糖質制限ダイエットとは、糖質を摂らないようにするダイエットです。糖質とは、炭水化物から食物繊維を除いたものです【➡p.24】。糖質は、穀類（ご飯やパン、めん類）、いも類、砂糖類、菓子類、清涼飲料や炭酸飲料に多く含まれています。また、野菜類やごく少量ですが肉類・魚介類・乳類にも含まれています。

　本来、糖質制限は医師の指導のもと、肥満や糖尿病などの病気を治療するためにおこなう食事療法です。糖質の摂取量を減らす代わりに、たんぱく質と脂質が豊富な食べ物を積極的に食べます。糖質を摂ることで起こる次の現象を、体に入る糖質の量を減らすことで抑えていく目的でおこないます。

> 糖質をとる➡血糖値が上昇する➡インスリン（脂肪取り込みホルモン）の分泌が活発になる
> ➡使われない余分な糖を中性脂肪に換えて脂肪として蓄える➡肥満、特に内臓脂肪が増える
> ➡内臓脂肪から糖や脂質、血圧のコントロールなどを妨げる物質が分泌される➡糖尿病や脂質異常症を起こす

　一般的には、ご飯やパンといった主食やいも類、菓子類を減らすことで"糖質制限している"とします。糖質制限というよりは、炭水化物の摂取を控える「低炭水化物（ローカーボ）ダイエット」と理解したほうがよいでしょう。

❷「太りやすい糖質」と「太りにくい糖質」がある

　スイーツに使われる砂糖にも、ご飯にもパンにも糖質が多く含まれていますが、まったく違うものです。砂糖の糖質はしょ糖という二糖類です【➡p.24】。しょ糖は、単糖類のぶどう糖（グルコース）と果糖（フルクトース）が結合してできています。ヒトの体内に入った糖質はすべて、ぶどう糖にまで分解されますが、砂糖はすぐにぶどう糖にまで分解できるので、

吸収が速く、すぐにそのまま利用され、太りやすく、血糖値を上げる大きな要因でもあります。

　一方、ご飯やパンなどの穀類やいも類の糖質はでんぷんです。でんぷんはぶどう糖が数百〜数万個つながっているので、ぶどう糖にまで分解するのに時間がかかります。さらに、食物繊維が加わっているため、吸収がゆっくりで比較的太りにくい糖質です。

　「同じ糖質だから、ご飯はやめて、ケーキをランチ代わりにしよう！」なんて、もってのほかです。ケーキには脂質が多く含まれています。自分から太ろうとしているようなものです。

❸ 極端な糖質制限のリスク

　炭水化物の摂取量と死亡率の関係を調べた調査があります。2018年に発表されたアメリカ人を対象にした約25年間にわたる追跡調査で、炭水化物の摂取量が少ない人は、標準的な人と比べて死亡率が1.3倍以上も高いことがわかりました。**総摂取エネルギーの50〜55%のときが最も死亡率が低く、高過ぎても低過ぎても、死亡リスクが高まります**（▶1）。

　また、糖質制限を長期に続ける中で、糖質だけではなく、脂質やたんぱく質などの必要な栄養素までも制限して食べなくなって総エネルギー不足に陥る人、反対に、動物性脂肪を摂り過ぎてしまう人、「疲れやすくなった、頭が働かなくなった」など体調を崩してしまう人も出てきています。思うように動けなくなれば、筋肉が減少し、代謝が低下し、基礎代謝量も減って、逆に、中性脂肪の増加につながってしまいます。

　医師や管理栄養士の指導のもとに治療としておこなう場合を除いて、**主食を完全に抜いたり、その制限を長期に続けたりするべきではない**のです。

▶1　総摂取エネルギーに占める炭水化物の割合と総死亡率の関係

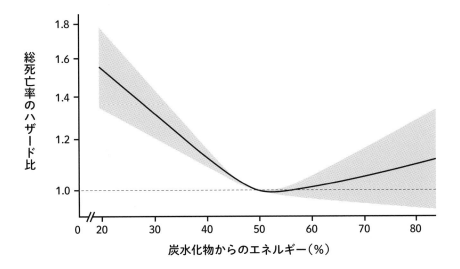

（Seidelmann SB et al.,Dietary carbohydrate intake and mortality: a prospective cohort study and meta-analysis. Lancet Public Health. 2018 Sep;3(9):e419-e428.）

7章　ダイエットしたことはありますか？

❹ 糖質制限は最も効果的なダイエットなの？

　エネルギーといえば、炭水化物、脂質、たんぱく質の三大栄養素です。ダイエットに当たって、摂取するエネルギーを減らすための食事としてよくおこなわれているのが、次の3つの方法です。どれが一番効果的なのかを調べた研究があります。

　①低脂肪食　：脂質を控える
　②地中海食＊：魚や野菜、豆、果物、オリーブオイル、ナッツ類、未精製の穀類などをたくさん食べる（▶3）【➡ p.60】
　③糖質制限食：糖質（炭水化物）を控える

　中程度の肥満の人322人を①〜③の食事グループにランダムに分けて、体重の変化を2年間追跡調査しました（▶2）。その結果、どの食事法でも、5か月までは体重はいったん下がりますが、その後、上がっています。2年経過した時点では、平均3〜5kg体重は減っています。短期的には糖質制限食は一番やせやすいようですが、戻りも急激で、結果的に地中海食と差はあり　ません。低脂肪食は、地中海食と同じように減りますが、他と比べて、高止まりです。

　やせる効果はどれにもありますが、**一つの栄養素を制限するのではなく、バランスよく食べるほうが、長期的にやせた状態を継続できるようです**。「食事はバランスよく」ということの大切さが、ダイエットでも大切です。

　なお、たんぱく質は体をつくる基本ですから、たんぱく質を制限することは脂質や炭水化物の制限以上に、健康を害します。そのため、ダイエットには不向きです。

▶2　低脂肪食、地中海食、糖質制限食の体重減少の比較

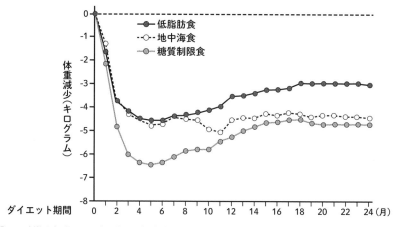

(Iris Shai.R.D.,et al.Weight Loss with a Low-Carbohydrate,Mediterranean,or Low-Fat Diet.The New England Jarnal of Medicine,July 17;359(3):229-41,2008)

＊イタリア、ギリシャ、スペインなどの地中海沿岸の国々の人が食べている伝統的な食事のこと。

▶3 地中海食のピラミッド

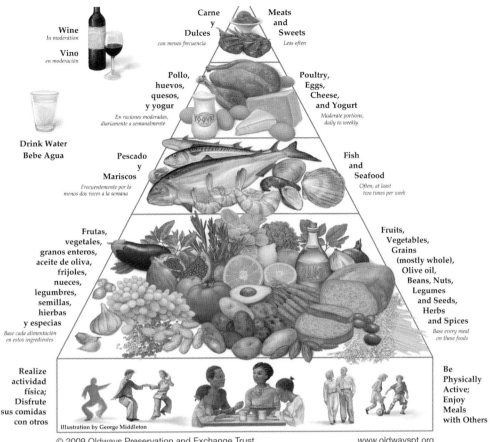

Wine
In moderation

Vino
en moderación

Drink Water
Bebe Agua

Carne
y
Dulces
con menos frecuencia

Meats
and
Sweets
Less often

Pollo,
huevos,
quesos,
y yogur
*En raciones moderadas,
diariamente a semanalmente*

Poultry,
Eggs,
Cheese,
and Yogurt
*Moderate portions,
daily to weekly*

Pescado
y
Mariscos
*Frecuentemente por lo
menos dos veces a la semana*

Fish
and
Seafood
*Often, at least
two times per week*

Frutas,
vegetales,
granos enteros,
aceite de oliva,
frijoles,
nueces,
legumbres,
semillas,
hierbas
y especias
*Base cada alimentación
en estos ingredientes*

Fruits,
Vegetables,
Grains
(mostly whole),
Olive oil,
Beans, Nuts,
Legumes
and Seeds,
Herbs
and Spices
*Base every meal
on these foods*

Realize
actividad
física;
Disfrute
sus comidas
con otros

Be
Physically
Active;
Enjoy
Meals
with Others

Illustration by George Middleton

© 2009 Oldways Preservation and Exchange Trust

www.oldwayspt.org

 column　過酷なダイエットをした西郷隆盛！

　西郷さんは、脂っこい食事、甘いものが大好きで、当時の記録によれば身長178cm、体重108kg、BMIはなんと34.1という肥満でした。そのため軍人の大尉でありながら、馬にも乗れず、心筋梗塞や高脂血症が疑われました。

　そんなとき、ドイツ人医師にダイエットを勧められます。その内容は、「糖質制限食と低脂肪食、運動、下剤の服用」でした。まず食事では白米や脂っこい食事、菓子を控える、たんぱく質には鶏肉を、運動は、狩猟犬を連れて山野を1日8kmも歩いたようです。下剤は1日に数回も飲まされ、トイレの回数も半端ではなかったといわれています。その結果、めでたく体重は80kgまで減量できたそうですが、下剤でかえって胃腸を壊したようです。危険なダイエットでしたね。東京、上野公園の西郷さんの銅像が犬を連れているのは、犬と毎日歩いていたからです。

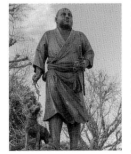

121

4 | そもそも エネルギーって何？

→ 太るもやせるも「エネルギー収支」次第です

　これまでも何度か述べていますが、体重は、体に入るエネルギーの量（エネルギー摂取量）と使われるエネルギーの量（エネルギー消費量）の差で、増えたり減ったりします。エネルギー摂取量がエネルギー消費量を上回る状態が続けば徐々に体重は増え、逆に、エネルギー消費量がエネルギー摂取量を上回る状態が続けば、徐々に体重が減ります。

　さて、エネルギーとは何でしょうか？　ヒトにとってのエネルギーについて、詳しくみていきましょう。

❶ エネルギーとは

　エネルギーとは、何かを動かすための"力"です。力を出すには、力の源になるものが必要です。自動車ならガソリンや電気、自転車なら人力や電気です。

　ヒトの場合は「食品」であり、**食品に含まれる炭水化物（糖質）、脂質、たんぱく質が力の源すなわち、エネルギー源になります**。私たちは、食品から得たエネルギーを使って生命機能の維持や活動をしています。これらは最終的に「熱」となって放出されます。運動すれば体が熱くなりますが、これは、筋肉を動かすのに必要なエネルギーを大量に消費し、熱に変えて放出しているからです。

　エネルギーの単位は国際的には kJ（キロジュール）ですが、栄養学では kcal（キロカロリー）を用います。1 kcal は 1 L（リットル）の水の温度を 1℃上げるために必要なエネルギーです【→ p.27】。

❷ 摂取するエネルギーと消費するエネルギー

1）摂取するエネルギー

　当たり前ですが、ヒトがエネルギー源にできるのは食品だけです。毎日どれだけのエネルギーを摂取したのかは、食べた食品に含まれるエネルギー量を合計すればわかります。**食品ごとのエネルギー量（糖質、脂質、たんぱく質から得られるエネルギーの総和）は、食品成分表【→ p.42】で調べたり、加工食品の栄養成分表示【→ p.102】を見れば知ることができます。**

2）消費するエネルギー

私たちは、摂取したエネルギーを何に使っているのでしょうか？　摂取したエネルギーの使い道は次の3つです。

①**基礎代謝**……………生命活動を維持するために自動的におこなっている活動

②**食後の熱産生**＊……食事をすると体が消化・吸収を積極的におこなうことで発する熱

③**身体活動**……………運動や日常の生活活動、姿勢などの保持などの活動

①②③をすべて足したものがエネルギー消費量になりますが、一般には、①と③を足したものをエネルギー消費量とみなしています。

エネルギー消費量は、年齢や性別、それぞれの活動内容によって変わります。どうやって調べればよいのかは、次の項目【➡ p.124】で詳しくご説明します。

❸ 太るもやせるも、「エネルギー収支」です

体重の増減は、エネルギー摂取量とエネルギー消費量のバランスで決まります。これを「エネルギー収支バランス」といいます。エネルギー収支バランスと体重の増減との関係は次のようになります。

体重増減なし　➡　エネルギー摂取量＝エネルギー消費量

肥　満　　　　➡　エネルギー摂取量＞エネルギー消費量

やせる　　　　➡　エネルギー摂取量＜エネルギー消費量

❹ 望ましい BMI を維持する「エネルギー収支」バランスが重要

成長期の子どもは、身長と体重が変化します。成長が終了したおとなは、身長の伸びは止まり、体重だけが変動します。余ったエネルギーの行き先は脂肪組織となり、エネルギー収支バランスの結果は「体重の変動」という体格の変化、すなわち BMI【➡ p.112】という数値にあらわれることになります。

多くのダイエット法は、「低エネルギーの食べ物でエネルギー摂取量を減らす」ものです。一時的には効果があるかもしれませんが、食べることの楽しみが奪われ、すぐに元に戻るでしょう。**ダイエットを効果的におこなうために、エネルギー摂取量をどう減らすか、エネルギー消費量をどう増やすかが大切なのです。**

＊食事をすると体があたたかくなるのは、このためです。専門用語で「食事誘発性熱産生」あるいは「特異動的作用」といいます。

5 | 若いころと同じように 食べてはダメなの？

→ 健康でより効果的なダイエットのために

❶ 基礎代謝量はみんな同じ？

安静にしているときも寝ているときも、体は呼吸したり、心臓を動かしたり、臓器を活動させたり、体温を保持したりしています。この、**生命を維持するのに必要な活動を「基礎代謝」といい、そのために最低限必要なエネルギー量を「基礎代謝量」といいます。**

基礎代謝量は、基礎代謝基準値をもとに、次のように計算します。

> **基礎代謝量（kcal/ 日）＝基礎代謝基準値×体重（kg）**
> （例）15 〜 17 歳女子、体重 50kg の人の基礎代謝量（基礎代謝基準値 25.3 ／体重 50kg）
> 基礎代謝量＝ 25.3 × 50kg ＝ 1,265kcal

基礎代謝基準値は「日本人の食事摂取基準」【→ p.40】に掲載されています（▶1）。

基礎代謝量は 1 日の総エネルギー消費量の 6 〜 7 割を占めます。基礎代謝量は年齢や性別によって違います。その活動の多くが筋肉によって支えられているので、筋肉量によっても違いがあります。筋肉量が多ければ、基礎代謝量も増え、消費エネルギー量も増えます。

❷ 生活活動の内容から、エネルギー消費量を知る

生活の中でどのように活動しているかは、人によってさまざまです。椅子に座りっぱなしの事務職、歩き続ける営業職、立ちっぱなしで重労働をする専門職、通勤が徒歩の人、電車通勤の人、自動車通勤の人、ふだん運動をまったくしない人、アスリート並みの激しい運動をする人など個人差が大きいです。

1 日に消費したエネルギー量を細かく正確に把握するのは大変です。そこで、「日本人の食事摂取基準」では、生活内容を「低い（Ⅰ）」「ふつう（Ⅱ）」「高い（Ⅲ）」にレベル分けした「身体活動レベル」（▶2）を設定し、1 日に必要なエネルギー量（推定エネルギー必要量）を示しています。推定エネルギー必要量は、基礎代謝量と身体活動で消費するエネルギーを足したもの、すなわち「消費エネルギー量」と同じです。次のように計算します。

$$\boxed{\text{推定エネルギー必要量（kcal）＝基礎代謝量（kcal）×身体活動レベル}}$$

　なお、身体活動レベルはあくまで"めやす"です。「現状の生活」から自分自身で判断するものです。病気等でないかぎりは「ふつう」ないしは「高い」にすることが望ましく、活動が少ないと思う人は活動を多くして身体活動レベルを「低い」から「ふつう」に、「ふつう」の人は少し運動に負荷をかけて「高い」にアップしましょう。

▶ 1　参照体重における基準値と基礎代謝量

性別	男性			女性		
年齢（歳）	基礎代謝基準値 （kcal/kg 体重 / 日）	参照体重 （kg）	基礎代謝量 （kcal/ 日）	基礎代謝基準値 （kcal/kg 体重 / 日）	参照体重 （kg）	基礎代謝量 （kcal/ 日）
1〜2	61.0	11.5	700	59.7	11.0	660
3〜5	54.8	16.5	900	52.2	16.1	840
6〜7	44.3	22.2	980	41.9	21.9	920
8〜9	40.8	28.0	1,140	38.3	27.4	1,050
10〜11	37.4	35.6	1,330	34.8	36.3	1,260
12〜14	31.0	49.0	1,520	29.6	47.5	1,410
15〜17	27.0	59.7	1,610	25.3	51.9	1,310
18〜29	23.7	64.5	1,530	22.1	50.3	1,110
30〜49	22.5	68.1	1,530	21.9	53.0	1,160
50〜64	21.8	68.0	1,480	20.7	53.8	1,110
65〜74	21.6	65.0	1,400	20.7	52.1	1,080
75 以上	21.5	59.6	1,280	20.7	48.8	1,010

（厚生労働省「日本人の食事摂取基準（2020 年版）」）

▶ 2　身体活動レベル別にみた活動内容

身体活動レベル[1]	低い（Ⅰ）	ふつう（Ⅱ）	高い（Ⅲ）
	1.50 （1.40 〜 1.60）	1.75 （1.60 〜 1.90）	2.00 （1.90 〜 2.20）
日常生活の内容[2]	生活の大部分が座位で、静的な活動が中心の場合	座位中心の仕事だが、職場内での移動や立位での作業・接客等、通勤・買い物での歩行、家事、軽いスポーツ、のいずれかを含む場合	移動や立位の多い仕事への従事者、あるいは、スポーツ等余暇における活発な運動習慣をもっている場合
中程度の強度（3.0 〜 5.9 メッツ）の身体活動の 1 日当たりの合計時間（時間 / 日）[3]	1.65	2.06	2.53
仕事での 1 日当たりの合計歩行時間（時間 / 日）[3]	0.25	0.54	1.00

＊ 1　代表値。（　）内はおよその範囲。
＊ 2　Black, et al., Ishikawa-Takata, et al. を参考に、身体活動レベル（PAL）に及ぼす仕事時間中の労作の影響が大きいことを考慮して作成。
＊ 3　Ishikawa-Takata, et al. による。

（厚生労働省「日本人の食事摂取基準（2020 年版）」）

ダイエットしたことはありますか？

❸ エネルギーダウンの食事とエネルギーアップの運動

１）エネルギー摂取量を減らす食事のヒント

　同じ食品を食べるのでも、選ぶ部位を変えたり、調理法を変えたりすることで、エネルギー摂取量が変わります。基本は脂質の少ない食品を選び、食物繊維の多い食品を取り入れることです（▶3）。

２）エネルギー消費を増やす運動のヒント

　エネルギー消費量をアップするなら、やはり運動です。「運動は苦手」、「つらいのはいやだ」と避ける人も多いですが、つらい思いをする必要はないのです。あなたは、運動とエネルギー消費量について、知っていますか？　**歩くだけでも、案外エネルギーを消費しています。家庭の中で掃除をする、子どもと遊ぶなども結構なエネルギーを使います。**

　運動で消費するエネルギー量を知りたいときには、METs（メッツ）を用いると簡単に計算できます。METs とは身体活動の強さが安静時の何倍に相当するかをあらわす単位です。

　1METs とは座って安静にしている状態の活動量です。生活活動や運動内容ごとに METs が決まっています（▶4）。おこなった運動の METs、活動した時間、自分の体重がわかれば消費エネルギー量が計算できます。

消費エネルギー量（kcal）＝ METs ×活動時間（h：時間）×体重（kg）× 1.05 ＊（kcal）

＊1.05 は定数です。1.05 は成人の体重 1kg 当たり1時間の安静時のエネルギー消費量です。

> （例）犬の散歩（3METs）を 1 時間、体重 53kg の人がおこなったときのエネルギー消費量
> 3METs × 1 時間× 53kg × 1.05 ≒ 167kcal

　1 日でみると少ないですが、犬の散歩を毎日続ければ、1 週間で約 1,170kcal 消費したことになります。1 食分強を食べなかったことになるのと同じ上、歩くことで筋力維持になります。自分のできそうな運動をみつけて、継続して取り組んでみてください。

❹ 若いころと同じように食べていれば、必ず太ります

　若いころ、だいたい 20 代前半までは、どんどんエネルギーを消費する状態です。身長も伸び、体重も増え、基礎代謝も活発で、運動する機会もありました。

　しかし、30 代に入ると、成長もしなければ、基礎代謝も落ち始め、運動する機会も減っていきます。エネルギーを消費しなくなっているのに、若いころと同じだけ食べれば、どうなるでしょうか。

　たとえば、1 食当たりのエネルギー必要量を比べてみます。

　15 ～ 17 歳男性（身体活動レベル「高い（Ⅲ）」は 1 食当たり　1,050kcal

▶ 3 エネルギー量を減らす食事の工夫（めやす）

食事の工夫	減らせる エネルギー量	食事の工夫	減らせる エネルギー量
魚のフライを焼き魚に	50〜100kcal	マヨネーズ（大さじ1）をかけない	80kcal
豚ロース肉（100g）をヒレ肉に	180kcal	パンにバター（10g）をぬらない	70kcal
ベーコン（50g）をプレスハムに	140kcal	ご飯を1/2杯にする	117kcal

▶ 4 生活活動・運動と METs の例

METs	生活活動の例	運動の例
2.3	ガーデニング（コンテナを使用する）、動物の世話、ピアノの演奏	ストレッチング、全身を使ったテレビゲーム（バランス運動、ヨガ）
2.5	植物への水やり、子どもの世話	ヨガ、ビリヤード
2.8	ゆっくりした歩行（平地、遅い＝53m/分）、子ども・動物と遊ぶ（立位、軽度）	座っておこなうラジオ体操
3.0	普通歩行（平地、67m/分、犬を連れて）、電動アシスト付き自転車に乗る、子どもの世話（立位）、台所の手伝い、大工仕事	ボウリング、バレーボール、社交ダンス（ワルツ、サンバ、タンゴ）、ピラティス、太極拳
3.3	カーペット掃き、フロア掃き、掃除機	
3.5	歩行（平地、75〜85m/分、ほどほどの速さ、散歩など）、楽に自転車に乗る（8.9km/時）、階段を下りる、風呂掃除、庭の草むしり、子どもと遊ぶ（歩く/走る、中強度）、スクーター・オートバイの運転	自転車エルゴメーター（30〜50ワット）、自体重を使った軽い筋力トレーニング（軽・中等度）、体操（家で、軽・中等度）、ゴルフ（手引きカートを使って）、カヌー
4.0	自転車に乗る（≒16km/時未満、通勤）、階段を上る（ゆっくり）、動物と遊ぶ（歩く/走る、中強度）、高齢者や障がい者の介護（身支度、風呂、ベッドの乗り降り）	卓球、パワーヨガ、ラジオ体操第1
4.5	耕作、家の修繕	テニス（ダブルスの試合）、水中歩行（中等度）、ラジオ体操第2
5.0	かなり速歩（平地、速く＝107m/分）、動物と遊ぶ（歩く/走る、活発に）	野球、ソフトボール、サーフィン、バレエ（モダン、ジャズ）
5.3		水泳（ゆっくりとした平泳ぎ）、スキー、アクアビクス
5.5	シャベルで土や泥をすくう	バドミントン
5.8	子どもと遊ぶ（歩く/走る、活発に）、家具・家財道具の移動・運搬	
6.0	スコップで雪かきをする	ゆっくりとしたジョギング、バスケットボール、水泳（のんびり泳ぐ）
6.5		山を登る（0〜4.1kgの荷物を持って）
6.8		自転車エルゴメーター（90〜100ワット）
7.0		ジョギング、サッカー、スキー、スケート
7.3		エアロビクス、テニス（シングルスの試合）、山に登る（約4.5〜9.0kgの荷物を持って）
8.0	運搬（重い荷物）	サイクリング（約20km/時）
8.8	階段を上る（速く）	

（厚生労働省「健康づくりのための身体活動基準2013」参考資料より抜粋）

30 〜 49 歳男性（身体活動レベル「ふつう（Ⅱ）」は 1 食当たり 900kcal です。この人たちが昼食に、次のものを食べました。

チーズバーガー	1 個	256kcal
チキンナゲット	5 個	303kcal
ポテト（S）	1 個	225kcal
シェイク	1 個	214kcal
合計		1,049kcal

　運動部に所属している 15 〜 17 歳にはちょうどよいようですが、30 歳を過ぎ、座り仕事中心、運動もほどほどになった中年にとっては、なんと約 150kcal オーバー。 1 日分にしたら単純計算で、450kcal のオーバーとなります。当然若いころより太ります。もし、この 450kcal を運動で消費しようと思うと、体重 60kg の人なら、散歩を毎日約 2 時間 15 分しなければなりません。**年齢を重ねるごとに体は変わります。生活環境が変われば活動内容が変わります。それに応じて食事や運動をしていくことが健康維持に欠かせません。**

❺ 体脂肪 5kg を減らすには？

　今ある体重を減らすには、体脂肪を減らす＝脂肪をエネルギーに変える、しか方法がありません。体脂肪を 5 kg を減らすためには、どのくらいのエネルギーを消費する必要があるのかみていきましょう。

　脂質は 1 g 当たり約 9 kcal のエネルギーを発生します。単純に考えれば、 1 kg（1,000g）の体脂肪をエネルギーに変えて消費するには、1,000g × 9 kcal ＝ 9,000kcal 消費する必要があります。しかし、体脂肪の 20％は細胞を形成する組織や水でできています。これを除いた実際の脂肪のかたまりは 80％程度です。

　したがって、 1 kg の体脂肪を消費するのに必要なエネルギー量は、

$$1,000g × 9kcal × 80 ÷ 100 = 7,200kcal$$

になります。体脂肪を 1 kg 落とすには 7,200kcal と覚えてください。

　たとえば、現在体重 60kg の人が、目標体重 55kg、 1 か月に 1 kg 減量するとしましょう。
▶ 5 kg 減量するための総エネルギー消費量は、7,200 × 5 kg ＝ 36,000kcal
▶ 1 か月 1 kg ずつ減量するので、期間としては 5 か月（150 日間）かかる
▶ 1 日当たりに減らすべきエネルギー量は、36,000kcal ÷ 150 日 ＝ 240kcal

　1 日当たり 240kcal は、 1 回の食事で 80kcal 減らすことで、 5 か月後に体重が 5 kg 減ります。240kcal の減らし方は人それぞれでよいと思いますが、「5 か月間継続できる」ことが最も重要です。食事と運動を上手に組み合わせて、無理なく継続できるようにしましょう。

column ── **肥満には３つの型があります**

　日本人の肥満は、同じ BMI 値でも、脂肪のつき方によって以下のように分類されます。健康診断などで「BMI は正常の範囲ですが中身が肥満です」といわれ、気づくことも多いでしょう。リンゴ型・バナナ型はかくれ肥満ともいわれます。

　肥満の中でも内臓脂肪が増えて腹囲が増加するリンゴ型肥満は、動脈硬化や循環器系疾患を促進し、生活習慣病を悪化させます。内臓脂肪蓄積の基準は男女ともに１００㎠以上、腹囲の基準は女性 90cm 以上、男性 85cm 以上が相当します。メタボリックシンドロームの診断基準の一つです。

　自分はどこに当てはまるのか調べてから、食生活を見直してみましょう。

	洋ナシ型	リンゴ型	バナナ型
肥満の型	下半身太り 皮下脂肪が多い	おなかポッコリ 内臓脂肪が多い	筋肉が少ない
状態	皮膚の下に隠されている脂肪。下腹部、二の腕、お尻、太ももなどに付きやすい。女性に多い	内臓の周りに脂肪がつく。脂質異常症、糖尿病など生活習慣病の原因になる。男性に多い	若いころホッソリ型。筋肉が付きにくいので、いったん太ると痩せにくい
食生活の好み	揚げ物など脂質の多い食べ物が好き	糖質・甘いものが好き	野菜や豆腐などあっさりしたものが好き
対策	脂質・糖質を減らす 食物繊維を多く 運動をする	糖質・ご飯を減らす 食物繊維を多く 運動をする	筋肉をつけるため、たんぱく質を多く摂る 運動をする

７章　ダイエットしたことはありますか？

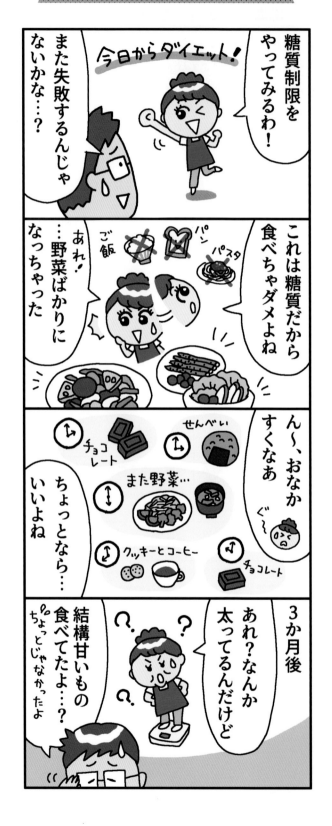

あなたの食べ方は
だいじょうぶかな？

生活習慣病と食のリテラシー

1 「生活習慣病」は 誰でもかかるの？

→ 食べ方一つで不健康になります

「生活習慣病」ということば、よく聞きますよね。どんな病気か知っていますか？

病気やけがには原因があります。「細菌やウイルスがついた食品を食べて食中毒になった」、「間違ったフォームが原因で腰痛になった」、「転んで骨折した」など、何かしら原因があります。生活習慣病の場合は、発症原因そのものが生活習慣と深くかかわっているということです。生活習慣を改善することで、予防や治癒が可能な病気です。

❶ 成人病から生活習慣病へ

「生活習慣病」は 1996 年ごろから使われるようになった医学用語です。それ以前は「成人病」と呼ばれていました。

1955 年ごろ、40 〜 60 歳くらいの働き盛りを中心にした成人の脳血管疾患、がん、心疾患などによる死亡率が高くなり、しかも全死因の上位を占めるようになりました。そこで、厚生省（現：厚生労働省）は、脳血管疾患、がん、心疾患などをまとめて「成人病」と呼ぶようになりました。

1980 年代になると若者の発症もめだつようになりました。その後の調査で、成人病は「生活習慣が深く関与している」ことが判明しました。脳血管疾患やがん、心疾患などは「生活習慣を改善すれば、発症・予防ができる病気」という認識を国民に周知し、行動に結びつけていくために、成人病から「生活習慣病」＊へと呼び方を変えました。

生活習慣病の発症には生活習慣のみならず、遺伝や外部環境なども関与します。遺伝要因の呼び起こしに生活習慣がかかわっていることもあります（▶1）。

❷ 日本の死因と生活習慣病

2020 年度の日本人の死亡数を死因順位別にみると、1 位は悪性新生物＊＊、2 位は心疾患（高血圧性を除く）、3 位は老衰、4 位は脳血管疾患でした（▶2）。生活習慣と関係している

＊生活習慣病とされる病気には、糖尿病、高血圧、脂質異常症、虚血性心疾患、脳血管疾患、高尿酸血症／痛風、メタボリックシンドローム、がん、骨粗しょう症などがあります。
＊＊悪性新生物とは、「がん」のことです。

死亡原因が多いことがわかります【➡ p.138】。

❸ 生活習慣病と病気の関係

　生活習慣病の多くは「発病しても、かなり進行するまで自覚症状がほとんどあらわれない」という共通点があります。そのため健康診断などで、生活習慣病のリスクを指摘されても自覚しにくく、予防や治療というアクションを起こさない人が少なくありません。**生活習慣と病気の関係が明らかになっているものを確認して、自分の食生活を振り返ってみましょう**（▶3）。

▶1　原因は「生活習慣」…生活習慣病のイメージ

生活習慣病の発症要因

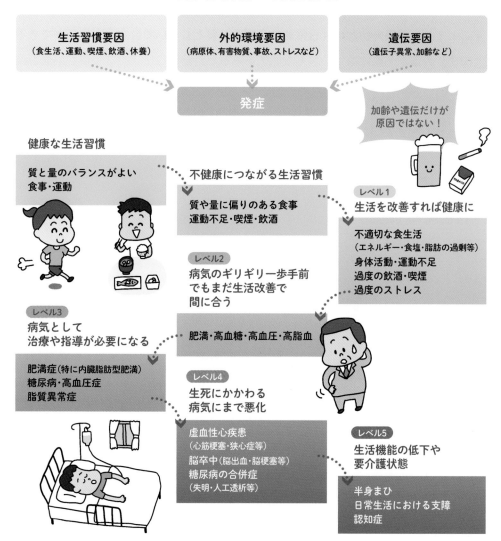

❹ NCDs 対策とは

WHO（世界保健機関）は、不健康な食事や運動不足、喫煙、過度の飲酒などが発症要因として共通している生活習慣病など、**生活習慣の改善により予防可能な病気をまとめて「非感染性疾患（NCDs：Non-Communicable Diseases）」と位置づけています**（▶4）。

NCDs は世界的に、中高年層、高齢者層で急増しています。WHO では、早期に介入すれば、心疾患や脳血管疾患は 80％予防できると推計しています。日本でも、「21 世紀における国民健康づくり運動」（通称：「健康日本 21（第二次）」）では、主要な生活習慣病を減らす「NCDs 対策」を打ち出し、国民的課題として取り組みを進めています。

❺ 生活習慣の改善で、健康寿命を延ばす

世界有数の長寿国となった日本が今後めざす方向は、単なる長寿ではなく「健康寿命」を延ばすことです。**健康寿命とは「日常的に介護を必要としないで自立した生活ができる生存期間」です**。介護が必要になったおもな原因をみると、認知症に次ぐ 2 番目が脳血管疾患です（厚生労働省「国民生活基礎調査」）。生活習慣病対策は、介護予防対策にもつながります。

現在の日本の平均寿命は、男性は 80 歳前半、女性は 80 歳後半です。しかし残念なことに、健康寿命とは約 8 ～ 12 歳の差があります。そこで厚生労働省は、健康寿命を延ばすことを

▶2 日本人の死亡原因（2020 年）

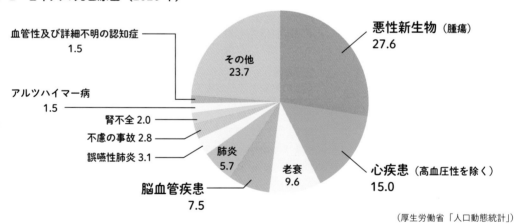

血管性及び詳細不明の認知症 1.5
アルツハイマー病 1.5
腎不全 2.0
不慮の事故 2.8
誤嚥性肺炎 3.1
脳血管疾患 7.5
肺炎 5.7
老衰 9.6
心疾患（高血圧性を除く） 15.0
悪性新生物（腫瘍）27.6
その他 23.7

（厚生労働省「人口動態統計」）

▶3 生活習慣と病気の関係

食習慣	肥満、高脂血症（家族性のものを除く）、高尿酸血症、歯周病、循環器病（先天性のものを除く）、インスリン非依存糖尿病、大腸がん（家族性のものを除く）など
運動習慣	インスリン非依存糖尿病、肥満、高脂血症（家族性のものを除く）、高血圧症など
喫煙	肺扁平上皮がん、循環器病（先天性のものを除く）、肺気腫、慢性気管支炎、歯周病など
飲酒	アルコール性肝疾患など

（公衆衛生審議会「生活習慣病の範囲（例示）」）

目的に「スマート・ライフ・プロジェクト」を立ち上げました。プロジェクトの趣旨に賛同する企業・団体に、社員や職員の健康意識向上につながる啓発活動をおこなってもらい、より多くの人々の健康意識を高め、国民の生活習慣の改善、ひいては健康寿命を延ばそうという取り組みです。運動、食生活、禁煙の3分野を中心に展開し、2014年度から「健診・検診の受診」を、2018年度からは新たに「睡眠」をテーマに加え、さらなる健康寿命の延伸をめざしています。

　私たちの**生活習慣は、小児期にその基本が身につけられるといわれています。生活習慣病予防のために、生活習慣を身につける段階で教育しよう**という動きが活発になっています。現在、保育所や幼稚園、小・中・高校では、生活習慣病予防をはじめとした健康教育、がん教育、食育が推進されています。

▶ **4　NCDsと生活習慣との関連……これからの疾患の多くは予防可能……**

	禁煙	健康な食事	身体活動の増加	リスクを高める飲酒の減少
がん	○	○	○	○
循環器疾患	○	○	○	○
糖尿病	○	○	○	○
COPD	○			

（厚生労働省「健康日本21（第二次）の推進に関する参考資料」）

COPD：慢性閉塞性肺疾患

column　**食生活指針**

　食生活指針は、国民一人ひとりの健康増進、生活の質の向上、食料の安定供給の確保などをはかることを目的としてつくられています。ふだんの食事だけでなく、食料生産・流通から食卓、健康へと幅広く食生活全体を視野に入れた指針になっていることが大きな特徴です。生活の質の向上、健康寿命の延伸とともに、食料の生産から消費に至る食の循環を意識し、食品ロスの削減など環境に配慮した食生活の実現をめざしています。

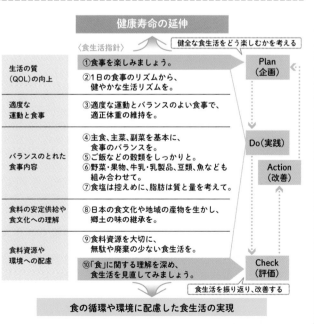

2 なぜ2人に1人は がんになるの？

→ 生活習慣と深くかかわっています

❶ 長寿とがん

その昔、がんは「死に至る病」と恐れられてきました。現在では、医療の進歩によって治療可能な病気になりつつあり、がんで死亡する人は減少傾向にあります（▶1）。

「2人に1人が、がんにかかる」という数字は、がんが「誰もが発症する可能性のある病気」ということを示しているだけではありません。**がんは加齢にともない発生しやすくなる、極めて年齢依存性が高い疾患です**。死亡順位をみると、15〜39歳の1位は自殺ですが、40〜89歳は悪性新生物（がん）です（▶2）。また、70年ほど前まで、日本人の平均寿命は60歳前後で、死因も結核や脳血管疾患が1位、2位を占めていましたが、平均寿命の伸びとともにがんが2位に、そして、1981年に1位となって以降、現在まで1位です。つまり、多くの人が長生きする時代になったので、がんにかかる人が増えているということなのです。

❷ がんという病気

がんは、がん細胞が体の中に増殖し、正常な細胞の働きや体の機能に障害を引き起こす病気です。コピーミスなど何らかの原因で傷ついた遺伝子が正常細胞に作用することによって、がん細胞が発生します。がん細胞はウイルスのように外部から侵入してきた「敵」ではなく、もともとあった自分の体の一部なのです。増殖したり、体のあちこちに転移するのが特徴です。

❸ がんの種類と、がんになる要因

がんの種類別に死亡率をみると、男性は肺がんが約4分の1を占めています。女性の1位は大腸がん、2位が肺がんです（▶3）。

日本人の場合、がんの要因は、生活習慣や感染症＊が大きいといわれています。男性では喫煙、感染、飲酒などの要因が高く、女性では感染症が高くなっています（▶4）。

＊日本人のがんの約20%は感染症が要因と推計されています。肝炎ウイルスによる肝がん、ピロリ菌による胃がん、子宮頸がんなどがあります。

▶ 1 おもな部位別のがんの生存率（%）

	10年					5年
	病期				全体	全体
	1期	2期	3期	4期		
食道	68.3	33.7	21.3	7.1	30.9	46.0
胃	90.7	54.9	35.5	4.4	65.3	74.9
大腸	92.9	81.0	73.5	12.7	67.8	76.8
肝臓	27.3	17.5	6.7	2.4	15.6	37.0
肺	64.8	28.4	12.0	1.7	30.9	45.2
乳房	97.6	87.4	61.9	18.3	85.9	93.7
子宮頸	88.6	67.6	47.7	18.3	68.8	76.8
子宮体	92.4	87.0	58.8	12.1	81.2	86.4
前立腺	100.0	100.0	96.7	43.3	97.8	100.0
腎臓など	90.9	68.7	52.4	13.1	64.0	69.4
甲状腺	99.2	100.0	94.7	53.8	84.1	92.4

病期はがんの進行度を示す指標。10年生存率は2003〜06年、5年生存率は09〜11年のデータ

（国立がん研究センター、2020年）

▶ 2 年齢別死亡順位（2018年）

年齢（歳）	1位	2位
15〜19	自殺	不慮の事故
20〜29	自殺	不慮の事故
30〜39	自殺	悪性新生物
40〜49	悪性新生物	自殺
50〜89	悪性新生物	心疾患
90〜94	心疾患	老衰
95〜	老衰	心疾患

（厚生労働省「人口動態統計」）

▶ 3 おもな部位別がん死亡者数（2020年）

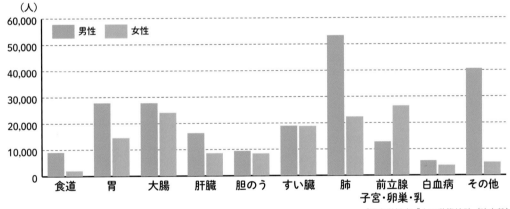

（厚生労働省「人口動態統計（確定数）」）

▶ 4 日本人におけるがんの要因

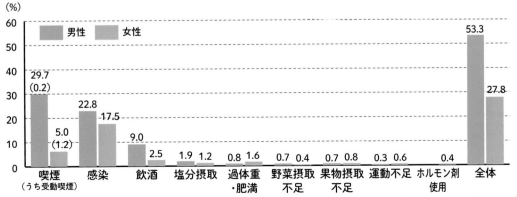

（「がん情報サービス」国立がん研究センター）

❹ がんを予防する「5つの健康習慣」

　国立がん研究センターは、2017年8月に、がんに関するさまざまな研究成果をもとに、科学的根拠に基づいてまとめた「日本人のためのがん予防法」を公表しました（▶5）。その中で、**がん予防に対応すべき要因として「喫煙」、「飲酒」、「食事」、「身体活動」、「体型（適正体重の維持）」、「感染」の6つをあげています。このうち避けることが難しい「感染」以外の5つは、生活習慣にかかわるものです。**

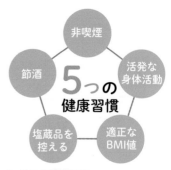

▲　5つの健康習慣

　国立がん研究センターでは、生活習慣と、がんやほかの病気の罹患との関係について追跡調査をしました。その内容は「5つの健康習慣」を実施した個数と病気の罹患との関係を調べたものです。その結果、0または1つのみ実践した場合のリスクを100とすると「5つの健康習慣」すべてを実施した人は、男性で43%、女性で37%、がんになるリスクが低くなるという推計が示されました（▶6）。

　がんの発症には、飲酒が大きく関連しており、次いで糖尿病、肥満、喫煙、運動不足など生活習慣が大きく関係しています。がんになっても約半数は完全治癒する時代を迎えています。まずは、自分の生活習慣を見直してください。そして、生活習慣を整えるなどの適切な予防、定期的ながん検診を心がけ、がんになったとしても、早期発見できるようにしていきましょう。

▶6　5つの健康習慣とがんリスク

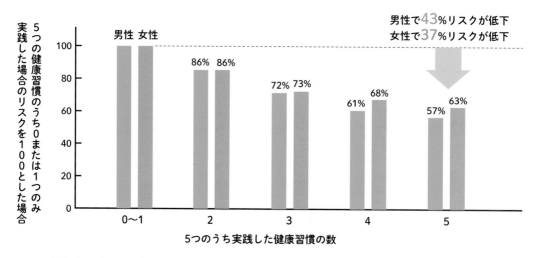

（国立がん研究センター「がん情報サービス」https://ganjoho.jp/public/pre_scr/cause_prevention/evidence_based.html）

日本人のためのがん予防法

(http://epi.ncc.go.jp/can_prev/93/) 2016 年 8 月 31 日現在

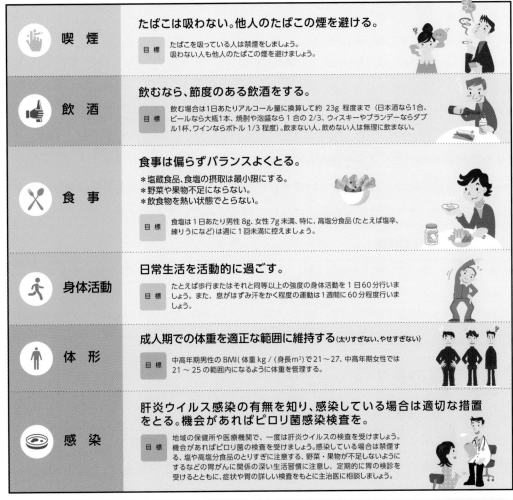

喫　煙	**たばこは吸わない。他人のたばこの煙を避ける。** 目標　たばこを吸っている人は禁煙をしましょう。吸わない人も他人のたばこの煙を避けましょう。	
飲　酒	**飲むなら、節度のある飲酒をする。** 目標　飲む場合は1日あたりアルコール量に換算して約 23g 程度まで（日本酒なら1合、ビールなら大瓶1本、焼酎や泡盛なら 1 合の 2/3、ウィスキーやブランデーならダブル1杯、ワインならボトル 1/3 程度）。飲まない人、飲めない人は無理に飲まない。	
食　事	**食事は偏らずバランスよくとる。** ＊塩蔵食品、食塩の摂取は最小限にする。＊野菜や果物不足にならない。＊飲食物を熱い状態でとらない。 目標　食塩は1日あたり男性 8g、女性 7g 未満、特に、高塩分食品（たとえば塩辛、練りうになど）は週に1回未満に控えましょう。	
身体活動	**日常生活を活動的に過ごす。** 目標　たとえば歩行またはそれと同等以上の強度の身体活動を1日60分行いましょう。また、息がはずみ汗をかく程度の運動は1週間に 60 分程度行いましょう。	
体　形	**成人期での体重を適正な範囲に維持する**（太りすぎない、やせすぎない）　目標　中高年期男性の BMI（体重 kg /（身長m²）で21〜27、中高年期女性では 21 〜 25 の範囲内になるように体重を管理する。	
感　染	**肝炎ウイルス感染の有無を知り、感染している場合は適切な措置をとる。機会があればピロリ菌感染検査を。** 目標　地域の保健所や医療機関で、一度は肝炎ウイルスの検査を受けましょう。機会があればピロリ菌の検査を受けましょう。感染している場合は禁煙する、塩や高塩分食品のとりすぎに注意する、野菜・果物が不足しないようにするなどの胃がんに関係の深い生活習慣に注意し、定期的に胃の検診を受けるとともに、症状や胃の詳しい検査をもとに主治医に相談しましょう。	

＊日本人を対象とした研究を網羅的に調べ、関連の強さや科学的根拠としての信頼性を総括した結果に基づきます。研究方法の詳細はウェブサイト
(http://epi.ncc.go.jp/can_prev/index.html) に掲載していますのでご参照ください。また、一般向けにはがん情報サービス（国立がん研究センターがん情報対策センター）の「日本人のためのがん予防法」でご覧になることができます (http://ganjoho.jp/public/pre_scr/prevention/evidence_based.html)。

本ポスターは、平成 28 年 8 月時点での最新のエビデンスに基づいて作成しております。今後新しい研究知見の報告などにより、推奨される内容に変更が生じる可能性があります。

（国立がん研究センター）

8 章　あなたの食べ方はだいじょうぶかな？

3 | がんと食べ物には関係があるの？

> → いくつかリスクのある食べ物があります

　国立がん研究センターでは、食べ物とがんの関係について、「リスクを上げるもの」、「リスクを下げるもの」のリストを発表しています（▶1）。がん発症のリスクを上げるものとして、飲酒、食塩、肉などがあがっています。私たちの生活になじみのある食品です。どんな関係があるのか、食べ物とがんの関係について詳しくみていきましょう。

▶1　食べ物とがんとの関係

	リスクを上げるもの	リスクを下げるもの
確実	飲酒（全部位のがん）	
ほぼ確実	食塩・塩蔵食品（胃がん）、熱い飲食物（食道がん）	野菜・果物（食道がん）、コーヒー（肝臓がん）
可能性あり	赤肉・加工肉（大腸がん）	

（国立がん研究センターHPから一部抜粋）

❶ 酒は百薬の長？

　古くから「酒は百薬の長」といわれてきました。そう信じている人も多いことでしょう。

　飲酒と健康の研究は「どれだけ飲んだら体に悪いか」から始まりました。そして、日本人の男性を7年間追跡した国内の研究や海外の研究結果から厚生労働省は、2000年に発表した『健康日本21（第1次）』において「節度ある適度な飲酒としては1日当たりアルコール20gまで」という数字を出しました。

　その後、2018年にLancet誌に掲載された研究では、「1990〜2016年にかけて195の国と地域で23のリスクを検証した結果、健康への悪影響を最小化するなら飲酒量はゼロがいい」つまり、まったく飲まないことが健康に最もよいと結論づけました（▶2）。また、同年にLancet誌に掲載されたケンブリッジ大学などの研究では、19の高所得国の住民を対象とした3つの大規模研究を解析した結果から「死亡リスクを高めない飲酒量は、純アルコールに換算して週に100gが上限」という報告をしています。これらの研究からすると、日本の基準「1日当たりアルコール20g」は多いことになります。

　お酒は飲むと体があたたかくなりますから、昔の人にとって健康になったような、まさに薬だったのかもしれません。現代でもお酒は、食事をおいしくしたり、食事の席を楽しくしたりするため「百薬の長」かもしれませんが、その量は、案外と少ないようです（▶3）。

❷ 食塩と胃がん

　塩の摂り過ぎがもたらす病気といえば高血圧ですが、実は胃がんとの関係もわかっています。1990年に40～50歳の日本人男女約4万人を対象に、食事や喫煙などの生活習慣に関するアンケート調査を実施しました。その後10年間追跡し、食塩・塩蔵食品の摂取と胃がん発生率との関連を調べました。

　その結果、塩蔵魚卵（たらこ、いくらなど）、塩蔵魚介類（塩辛、練りうに）の摂取頻度別の胃がんリスクを調べたところ、男女ともよく食べる人で胃がん発症率が高くなっています（▶4）。女性では明らかな関連がみられませんでしたが、男性では食塩摂取量が高いグループで胃がん発生率が明らかに高くなっていました（▶5）。

　一方で、みそ汁などの調理や卓上で使う食塩の摂取量、総食塩摂取量とは関連がみられま

▶2　アルコール消費量とアルコール関連疾患のリスクの関係

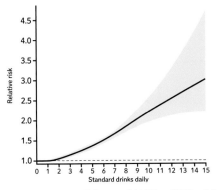

1単位は純アルコール換算10g。分析対象の健康リスクは結核、呼吸器感染症、食道がん、肝臓がん、乳がん、大腸がんなどのがん、虚血性心疾患などの循環器疾患、脳血管疾患、肝臓疾患、糖尿病、対人暴力など23疾患

（Alcohol use and burden for 195 countries and territories, 1990-2016 : a systematic analysis for the Global Burden of Disease Study 2016, The Lancet 2018）

▶3　酒類に含まれるアルコールの量

種類と量	ビール換算 (mL)	純アルコール換算（g）
ビール（5%）中びん（500mL）	500	20
ビール（5%）レギュラー缶（350mL）	350	14
日本酒（15%）1合（180mL）	540	22
チューハイ（7%）レギュラー缶（350mL）	490	20
チューハイ（9%）レギュラー缶（350mL）	630	25
ワイン（12%）ワイングラス（120mL）	288	12
ウイスキー（40%）ダブル水割（原酒で60mL）	144	20
梅酒（13%）1合（180mL）	468	19

（「飲酒量の単位」厚生労働省情報サイト「e-ヘルスネット」）

▶4　塩蔵魚卵、塩蔵魚介類の摂取頻度と胃がんリスク

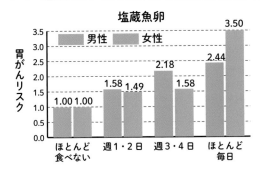

（国立がん研究センター JPHC Study による）

せんでした。胃がん予防のためには、特に高塩分の食品を減らすことが大切だとわかります。

❸ 加工肉・赤肉（レッドミート）は食べてもいいの？

　牛肉や豚肉などの哺乳類の肉を英語で「レッドミート（red meat）」と呼びます（▶6）。肉食文化の欧米では、今、加工肉や赤肉の摂取が健康問題となっています。日本でも、食の欧米化で、食生活が肉食に傾きつつあります。肉類の摂取とがんの関係についてみてみましょう。

1）加工肉・赤肉のリスク

　2015年、国際がん研究機関（IARC＊）が「**加工肉には大腸がんの発がん性があり、赤肉にはおそらく発がん性がある**」と衝撃の発表をしました（▶7）。IARCは発がんリスク一覧の分類で、欧米の114万人を対象にした加工肉と死亡リスクの研究結果は、ほぼ食べない場合に比べて、1日当たり100gの加工肉の摂取によって死亡リスクは20％ほど、200gの摂取によって35％ほど高くなりました。欧米諸国では加工肉・赤肉の摂取を控えるよう指導しています。

2）日本人へのリスク

　どうやら、加工肉・赤肉に大腸がんの発がん性があることは事実のようです。しかし、日本の国立がん研究センターは、赤肉の摂取量の少ない日本人は、欧米の人よりもリスクは少なく、「大腸がんの発生に関して、日本人の平均的な摂取の範囲（1日当たり赤肉50g、加工肉13g）であれば、赤肉や加工肉がリスクに与える影響はないか、あっても小さい」としています。

　WHOも「**加工肉の適量摂取を推奨するもので、一切食べないように求めるものではない**」

---

 column 　『**徒然草**』の名言
（つれづれぐさ）

　鎌倉時代の末期に吉田兼好＊によって書かれた、随筆の『**徒然草**』＊＊の第175段に、酒について次のように書かれています。「百薬の長とはいへど、万の病は酒よりこそ起れ」。この時代から酒は、万病の元、酒の飲み過ぎは、体に毒だといわれています。

＊吉田兼好とは、鎌倉時代の末期〜南北朝時代にかけて活躍した、随筆家、歌人です。
＊『徒然草』は、作者である吉田兼好が、自身の経験から得た考えなどを書きつづった「つれづれなるままに、日暮らし硯（すずり）に向かひて…」と始まる、序段を含め、244段からなる随筆です。

＊ International Agency for Research on Cancer の略。WHO（世界保健機関）に所属している。

と言及しています。肉類の項【→ p.54】で述べたように、肉は良質たんぱく質食品で、鉄分、ビタミンB群なども豊富に含みます。さらに、「おいしい」という満足感も満たされます。**あくまで「適量にする」**ことです。もし日常的に、加工肉や赤肉を好んで大量に食べていると自覚している人は気をつけましょう。

▶ 5　食塩摂取量と胃がんリスク

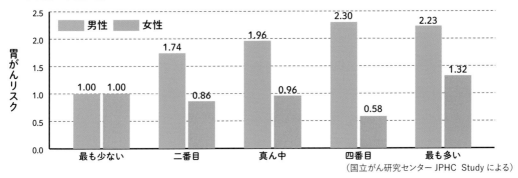

（国立がん研究センター JPHC Study による）

▶ 6　加工肉・赤肉・白肉

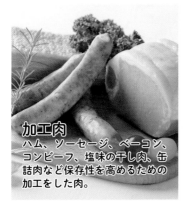

加工肉
ハム、ソーセージ、ベーコン、コンビーフ、塩味の干し肉、缶詰肉など保存性を高めるための加工をした肉。

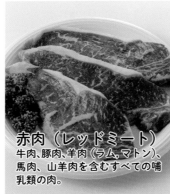

赤肉（レッドミート）
牛肉、豚肉、羊肉（ラム、マトン）、馬肉、山羊肉を含むすべての哺乳類の肉。

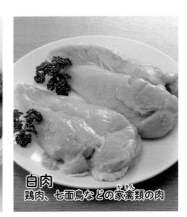

白肉
鶏肉、七面鳥などの家禽類の肉

▶ 7　IARC による発がん性の判定の分類

Group 1	ヒトに対して発がん性がある ヒトにおいて「発がん性の十分な証拠」がある
Group 2 A	ヒトに対しておそらく発がん性がある（probable） ヒトにおいて「発がん性の限定的な証拠」があり、実験動物では「発がん性の十分な証拠」があるといえない
Group 2 B	ヒトに対する発がん性が疑われる（possible） ヒトにおいて「発がん性の限定的な証拠」があり、実験動物では「発がん性の十分な証拠」があるといえない
Group 3	ヒトに対する発がん性について分類することができない ヒトにおいては「発がん性の不十分な証拠」であり、実験動物において発がん性の不十分なまたは限定的な証拠の場合
Group 4	ヒトに対しておそらく発がん性がない ヒトおよび実験動物において「発がん性がないことを示唆する証拠」がある

4 減塩ってそんなに大事ですか？

→ 脳や心臓を守る第一歩です

　食塩摂取量の1日当たりの目標量は、18歳以上の男性は7.5g未満、女性は6.5g未満です。また、高血圧および慢性腎臓病（CKD）の重症化予防のためには男女ともに1日6.0g未満とされています。WHOは、さらに少ない5g未満を目標値としています。

　しかし、日本人の食塩摂取量は男性10.9g女性9.3gと、目標値にはほど遠い状況です（▶1）。「ちょっと無理じゃない？」と思うような減塩を、私たちはなぜ、しなければならないのでしょうか？　どうすれば減塩できるのでしょうか？

▶1　日本人の食塩摂取量の年次推移（1日当たり、g）

(年)	2009	10	11	12	13	14	15	16	17	18	19
総数	10.7	10.6	10.4	10.4	10.2	10.0	10.0	9.9	9.9	10.1	10.1
男性	11.6	11.4	11.4	11.3	11.1	10.9	11.0	10.8	10.8	11.0	10.9
女性	9.9	9.8	9.6	9.6	9.4	9.2	9.2	9.2	9.1	9.3	9.3

（厚生労働省「国民健康・栄養調査」）

❶ 食塩摂取量が多いと何が問題なの？

　食塩はナトリウムと塩素が結合した「塩化ナトリウム（NaCl）」のことです。「食塩」や「塩」という呼び名は、食用や医療用に調製された塩化ナトリウムの「製品名」です。食塩は消化・吸収されると、ナトリウムと塩素に分かれ、ナトリウムは細胞外液【p.36】や血液、小腸に存在、塩素は胃酸のもとになります。食塩摂取で問題になるのは、ナトリウムです。

　体内で余ったナトリウムは腎臓から尿中に排泄されます。しかし、食塩摂取量が多過ぎて腎臓で処理しきれなくなると、ナトリウムは体内に蓄積され、血液中のナトリウム濃度が高くなります。脳はそれを薄めようと「水分を補給せよ」と指令を出し、のどがかわいて、水分を摂るようになります。

　食塩摂取量が多い人ほど血圧が高い傾向にあるのですが、それは、体内にナトリウムの多い状態が続き、水分を摂る量が増え、血液量が多くなり、血管、特に末梢神経にかかる抵抗が高くなるからです。血圧が高い状態が続く高血圧は、血管につねに圧がかかっている状態

のため、放置しておくと血管が少しずつダメージを受けます。その結果として動脈硬化が起こり、いずれは、血管が詰まって脳卒中＊や心筋梗塞を引き起こすことが明らかになっています。また、前の項目で述べましたが、胃がんの原因となる可能性も示唆されています。

❷ どうすれば減塩できるのでしょう？

　私たちはなぜ、減塩できないのでしょう？　その理由の一つに「味覚」があります。ヒトの味覚は大昔から、体に必要な塩を「おいしい」と感じるようにできています。また、食塩は淡泊な食べ物にアクセントをつけ、うま味を引き出し、甘みを強くするなど、食べ物をよりおいしくして食欲を増進させます。そんな、魅力いっぱいの食塩ですが、どうすれば上手に減らすことができるのでしょうか？

1）食塩は意外な食品に隠れている

　私たちは、どんな食品から食塩を摂取しているのでしょうか？　厚生労働省「国民健康・栄養調査」によると、**しょうゆ、食塩、他の調味料類（だしや風味調味料）、みそで約70%の食塩を摂っていました**（▶2）。しかし意外なのは、漬物類とパン類からの塩分摂取量が同じことです。「漬物は塩分が多い」は一般常識として知っていますが、パンの中に隠れている食塩にはなかなか気づけません。1個当たりの塩分量は少なくても、たくさん食べれば、思わぬ塩分供給源になってしまいます。

▶2　日本人は何から食塩を摂っているか

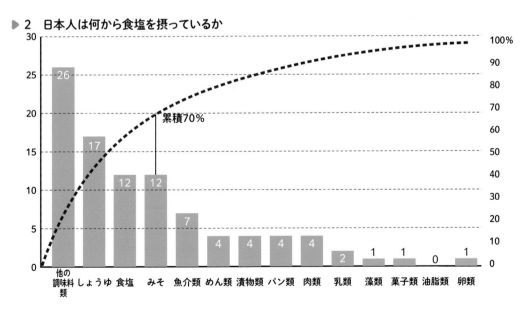

（厚生労働省「国民健康・栄養調査」2019 年）

＊脳卒中とは、脳の血管が詰まったり、破れたりする病気の総称で、脳の血管に障害を起こす病気を指します。

加工食品の栄養成分表示には、必ず食塩相当量が記載されています【→ p.102】。「食品標準成分表」にはナトリウムを「食塩相当量」に換算した数値が掲載されています。一度、**食品に含まれる食塩量を確認してみましょう**（▶4）。

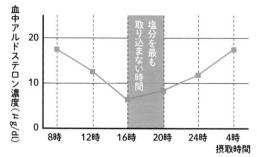

▶3　塩分取り込みホルモンの1日の変化量

（香川靖雄『時計遺伝子ダイエット』集英社）

2）汁を残す、調味料を使い過ぎない

　塩分を減らすなら、やはり、明らかに塩分の多いものの摂取を減らすのが近道です。ラーメンの汁を残す、しょうゆやソースを少なめにするだけで約50〜60％減らすことができます。最近では、しょうゆ差しに「スプレータイプ」があります。かけたり、つけたりするより使用量が減り、減塩に効果があります。

3）塩分を蓄えにくい時間に食べる

　私たちの体には、塩分を体に蓄えにくい時間があります。**塩分を体に蓄えるホルモンのアルドステロンの働きは、16時から20時は、塩分をもっとも体内に取り込まない時間帯**になっていることがわかっています（▶3）。この時間帯は多少塩分を摂っても、体外へ排泄される動きが強まるので、塩分の多いものを食べたいなら、この時間を活用してもよいでしょう（▶4）。

❸ 食塩の摂り過ぎにはカリウムを

　ナトリウムの排泄にはカリウムが必要です。カリウムはナトリウムと作用し合いながら、細胞の浸透圧を調整したり、水分を保持したりしています。またカリウムには、ナトリウムが腎臓で再吸収されるのを抑制し、ナトリウムを尿中に排泄するのを促す働きがあります。その働きが血圧を下げる効果につながることから、高血圧の発症と重症化の予防に有効と考えられています。

　カリウムは、いもや野菜、果物、海藻など植物性食品に豊富に含まれています。カリウム

▶4　市販食品の食塩相当量

食品名	1食当たりの分量	食塩相当量（g）
ご飯	150g（茶わん1杯）	0
食パン	60g（6枚切り1枚）	0.7
カレー（レトルトパウチ）	180g（1袋1食分）	1.6
ロースハム	40g（2枚）	0.9
ウインナーソーセージ	60g（3本）	1.1
インスタントラーメン	88g（1食分）	6.5
焼きちくわ	70g（1本）	1.5
エビピラフ（冷凍）	450g（1袋）	4.5
即席めん	78g（1食分）	6.3（スープまで飲み干した場合）

は水に溶けやすいので、汁ごと食べられる料理がお勧めです。塩分が高くなりやすいみそ汁には、カリウムの多いいもや野菜をたっぷり入れるとバランスがとれます。食塩の量を減らすだけでなく、いもや野菜、果物といった植物性食品をしっかり食べて、カリウムを摂ることも減塩につながります。

 column　成功したイギリスの減塩作戦

　イギリスでは 2000 年ごろから 10 年間かけて、国内に流通するパンの食塩量をごくわずかずつ下げて国民全体で減塩するという試みをおこないました。この試みには大手製パンメーカーの協力が不可欠でした。一致団結して実行できた決め手は「みんなで下げれば怖くない」。流通するどのパンを買っても食塩量が一律に、ごくわずかに減らされていれば、売り上げに影響することはないだろうし、何より国民の健康増進に貢献できる、そういう試みであることをメーカーにアピールし、理解を得た上で、作戦を実行することができました。

　この計画は食パンだけでなく、ハムやソーセージ、チーズ、ポテトチップなどでも進められました。調査の結果、これらの食品が食塩摂取源であることが明らかだったからです。試みを実行した結果、2003 年から 9 年間で最高血圧は 3 mm Hg、およそ 2 ％下がり、心筋梗塞と脳卒中の死亡率ともに 4 割下がりました。この間に喫煙率や血中コレステロール値も改善しました。すべてが減塩の結果とはいえませんが、この減塩作戦が大きな役割を果たしたことは確かです。

▶ 5　イギリスの食パンに含まれる食塩量の変化

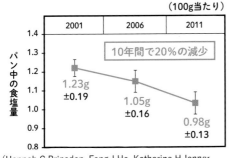

（Hannah C Brinsden, Feng J He, Katharine H Jenner, Graham A MacGregor. Surveys of the salt content in UK bread: progress made and further reductions possible. BMJ Open 2013;3:e002936）

▶ 6　減塩作戦の効果

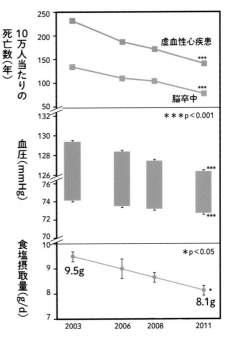

（Feng J He, Sonia Pombo-Rodrigues, Graham A MacGregor, Salt reduction in England from 2003 to 2011: its relationship to blood pressure, stroke and ischaemic heart disease mortality. BMJ Open 2014;4:e004549）

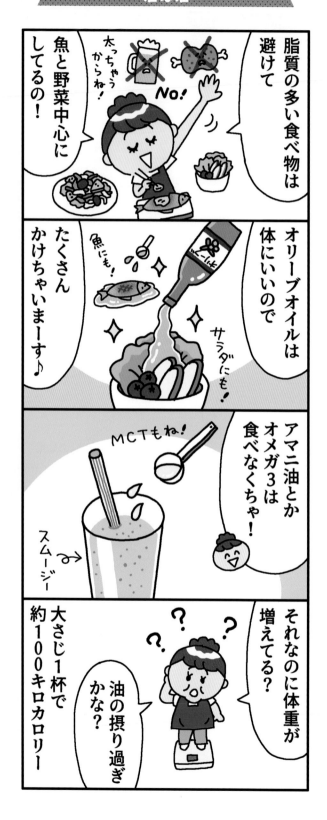

第 **9** 章

輸入してまで食べ残す
不思議な国とは？

食料資源のリテラシー

1 日本から食べ物が なくなる日は来るの？

→ 日本の食料自給率は37％です

　今現在、日本の食料自給率（カロリーベース）は37％です。もし輸入が止まれば、今、あなたの食事は、食べる食品も、量も、半分以下になります。肥満を心配することがなくなるどころか、みんなやせこけて、体を満足に動かすこともできなくなるでしょう。けっしてありえない話ではありません。

❶ 食料自給率とは

　食料自給率とは、国内の食料消費が、国産だけでどの程度まかなえているかを示す指標です。食料自給率には、**単純に重量で計算した品目別自給率、共通の「ものさし」を使い単位をそろえて計算する総合食料自給率があります。総合食料自給率には熱量（エネルギー）で換算するカロリーベースと金額で換算する生産額ベースがあります**（▶1）。

　食料自給率は、食生活の変化とともに長期的に低下傾向が続いていましたが、2000年代に入ってからはおおむね横ばいで推移しています（▶2）。国は、2030（令和12）年までに、カロリーベース自給率を45％、生産額ベース自給率を73％まで引き上げるとしています。

❷ 動物を育てるには、飼料が必要です

　品目別自給率をみる場合、注意することがあります。それは、畜産物の自給率です。最も典型的なのは、卵の自給率です。卵の自給率は96％と高く、一見、国内でまかなえているかのようにみえます。しかし、卵を産むニワトリを育てるにはえさとなる飼料が必要です。その飼料はほぼ、外国から輸入しています。それを考慮すると、卵の自給率は一気に12％にまで下がります。何らかの理由で飼料の輸入がストップしたら、卵は食べられなくなるのです。牛肉、豚肉、鶏肉も同様です（▶3）。

❸ 食料自給率向上をめざす取り組み

　食料自給率を諸外国と比較すると、日本は最低です（▶4）。内閣府「食料の供給に関する特別世論調査」（2014年2月）によると、83％もの人が「食料供給に不安がある」と答え、その理由は、「国内生産による食料供給能力が低下しているため」と回答しています。食料

品目別自給率	総合食料自給率	
特定の品目の自給率を示す指標。最も計算しやすい重量ベースで算出する。 品目別自給率 ＝食料の国内生産量(t)÷食料の国内消費仕向量(t)×100 例：小麦（令和2年度） 94.9万(t)÷641.2万(t)×100＝15%	**カロリーベース自給率** 生命・健康の維持に必要なエネルギー（カロリー）が国内生産でどの程度まかなえているかを示す指標。米、小麦、とうもろこし、大豆などの供給量が数字に反映されやすく、穀物の生産が盛んな地域ほど高い数字になる。 カロリーベース自給率 ＝1人1日当たり国産供給熱量(kcal) ÷1人1日当たり供給熱量(kcal)×100 843(kcal)÷2,269(kcal)×100≒37% （2020（令和2）年度）	**生産額ベース自給率** 国内の農業の経済的価値を示す指標。比較的低カロリーながら付加価値の高い野菜、果物のほか、輸入飼料への依存度が高い上に高値で取引される牛肉などの畜産物の生産活動をより適切に反映したとされる。 生産額ベース自給率 ＝国内生産額（円）÷国内消費仕向額（円）×100 10.4兆（円）÷15.4兆（円）×100≒68% （2020（令和2）年度）

▶ 2　食料自給率の長期的推移

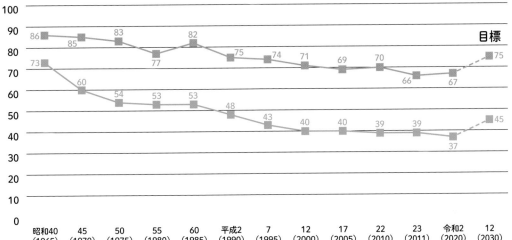

■ カロリーベース自給率　　■ 生産額ベース自給率

（注）主食用穀物自給率は、米、小麦、大・はだか麦の合計について、国内生産量から国内産の飼料仕向量を、国内消費仕向量から飼料仕向量全体をそれぞれ控除して算出。

▶ 3　肉類・卵には2種類の自給率（%）

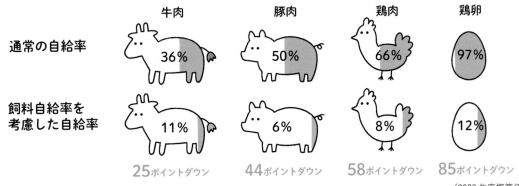

通常の自給率　牛肉 36%　豚肉 50%　鶏肉 66%　鶏卵 97%

飼料自給率を考慮した自給率　牛肉 11%　豚肉 6%　鶏肉 8%　鶏卵 12%

25ポイントダウン　44ポイントダウン　58ポイントダウン　85ポイントダウン

（2020年度概算値）

肉1kgの生産に必要な飼料の量は牛肉で11kg、豚肉で7kgなどです。肉の需要の増加にともない穀物必要量も増大します。卵はほとんど国内生産ですが、鶏のえさになるとうもろこしは輸入です。どの畜産物も輸入がストップすれば、たちまち生産不能になります。日本の食卓は何かしらの異変が起こればすぐに崩壊します。食料自給率の低さは深刻で重大な問題です。

9章

輸入してまで食べ残す不思議な国とは？

自給率を上げるためにどんなことに取り組んでいけばよいのか、具体的に紹介します。

1）「フード・アクション・ニッポン」から、「ニッポンフードシフト」へ

食料自給率向上に向けた取り組みを国民運動として推進する「フード・アクション・ニッポン」の活動が 2008（平成 20）年から展開されてきました。**フード・アクション・ニッポンでは、カロリーベース自給率を 1 ％上げる具体的な方法（▶5）が示され、取り組まれてきました。**

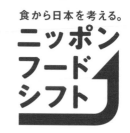

そして、2021 年 7 月から、食と農のつながりのさらなる深化をめざした新たな国民運動「**ニッポンフードシフト**」が始まりました。食料自給率向上をめざす姿勢に変わりはありませんが、食料問題を国民一人ひとりの課題としてとらえて考えるだけでなく、実際の行動変容につなげる取り組みとして生まれ変わりました。生産者と消費者の距離を縮め、食への関心を呼び起こすために、農林漁業者や食品事業者の努力や創意工夫、地域の食や農山漁村の魅力を紹介しながら、国産の農林水産物や有機農産物の積極的な選択を促しています。

2）「地産地消」、「旬産旬消」が重要です

フードマイレージという言葉を知っていますか？　フードマイレージとは、食料の重さ（トン）に食料を運ぶ距離（キロメートル）をかけた値のことです。これは、食料を運ぶことで二酸化炭素（CO_2）が排出され、どのくらい環境に負荷をかけているかを示すものです。輸入食料のフードマイレージを国ごとに比較すると、日本は韓国、アメリカの 3 倍、イギリス、ドイツの 5 倍、フランスの約 9 倍です。地球温暖化を少しでも減らすためにも、できる限りフードマイレージを低くする努力が必要です。そのためには、地元でとれる食材を食べる「**地産地消**」、今が旬の食材を食べる「**旬産旬消**」を意識することが重要です。この取り組みは、食料自給率を向上させることにつながります。

3）農業の新しい取り組み

農業従事者の減少で農地が耕されなくなり、土地余りの問題が生じています。そこで新たに注目されているのが企業の農業参入です。すでに大企業も参入し、**ロボット技術や IT などの先端技術を活用した「スマート農法」による新たな農業**が始まっています。また、食料の供給、食材の定期的供給を目的に考案された、土地も太陽も必要のない、「植物工場」も拡大しています。「植物工場」とは、以前からあった水耕栽培を大規模な形にしたもので、農業というよりは工場での作業のようなのでこのように呼ばれています。

これらの技術の活用により少人数で効率良く管理・生産するビジネスが成功すれば自給率を上げるきっかけとなるでしょう。

▶ 4　諸外国の食料自給率（2018年、日本のみ2020年度）

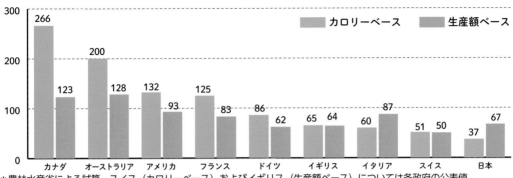

グラフ（カロリーベース／生産額ベース）
- カナダ：266／123
- オーストラリア：200／128
- アメリカ：132／93
- フランス：125／83
- ドイツ：86／62
- イギリス：65／64
- イタリア：60／87
- スイス：51／50
- 日本：37／67

＊農林水産省による試算。スイス（カロリーベース）およびイギリス（生産額ベース）については各政府の公表値。
＊畜産物および加工品については、輸入飼料および輸入原料を考慮して計算。

（農林水産省「食料需給表」、FAO）

▶ 5　カロリーベース自給率を1%上げる方法

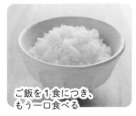
ご飯を1食につき、もう一口食べる

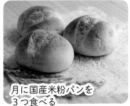
月に国産米粉パンを3つ食べる

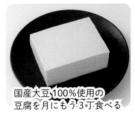
国産大豆100%使用の豆腐を月にもう3丁食べる

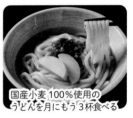
国産小麦100%使用のうどんを月にもう3杯食べる

---

 column　**食料ナショナリズム**

　2020年、新型コロナウイルス感染症（COVID-19）はグローバル化した世界を感染の渦に巻き込みました。また、地球温暖化による気候変動によって、干ばつや風水害が相次ぎ、食料生産量が世界的に減少しています。さらに、乱獲や海水温の上昇によって魚の生息域が変化し、水産資源の確保が困難になっています。

　今、懸念されてきた「食料ナショナリズム」が影をちらつかせています。「食料ナショナリズム」とは、他国への食料の流出を抑え、自国を最優先にする姿勢をとることです。こういう事態になったときに困るのは日本のような自給率の低い国です。

　2021年末に、大手ファストフード店が「フライドポテト」の販売を一時停止しました。じゃがいもの生産国や輸送にかかわっている国々が新型コロナウイルス感染症のまん延や水害の影響を受けて輸出が滞り、原材料のじゃがいもが不足してフライドポテトの生産ができなくなったからです。「食料ナショナリズム」につながる事態ではありませんが、私たち日本人の食べ物はいとも簡単になくなります。「食料ナショナリズム」が本当に始まれば、「フライドポテト」どころの騒ぎではありません。

　2020年3月1日に国連専門機関の国連食糧農業機関（FAO）と世界保健機関（WHO）、関連機関の世界貿易機関（WTO）の3機関のトップが「現在進行中の新型コロナウイルス危機に当局が適切に対応できなければ世界的な食料不足が発生する恐れがある」と警告しました。食料ナショナリズムは突然嵐のようにやって来るといわれています。先進国で最低の自給率37%の日本、この機会にみんなで考えてみましょう。

2 | 食品ロスはどこで生まれているの?

→ 家庭での食品ロスが多いのです

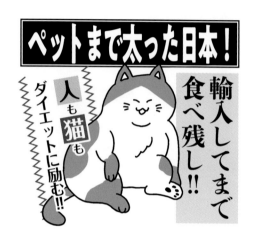

もう20年以上も前のことですが、「ペットまで太った日本!」こんな衝撃的なタイトルで、日本の食料問題が新聞に取り上げられました。世界の飢餓人口は、過去3年で徐々に増加しており、世界全体で8億2,800万人以上が、今なお飢えに苦しんでいると報告されています。

このような世界の現状にもかかわらず、「輸入してまで食べ残す」、「ペットまで太る」、「食べ過ぎてダイエットに励む」、「食品ロスが社会問題化」など、私たちの食に対する意識や行動は、どこか間違っているのではないでしょうか?

❶ 食品ロスとは

食品ロスとは「本来食べられるのに廃棄される食品」を指します。食品ロスは、3つに分類されます。期限切れなどで手つかずのまま捨てられる「**直接廃棄**」、野菜の皮をむき過ぎるなどの「**過剰除去**」、「**食べ残し**」です。

国内で発生する食品ロスは、2020(令和2)年度では年間約522万トン、飢餓に苦しむ人々に向けた世界の食料援助量(年間約420万トン)の約1.2倍を廃棄しています。国民一人当たり1年で41kg、毎日茶わん軽く1杯分の食べ物を捨てている計算になります(▶1)。

❷ 食品ロスは、どこで生まれている?

食品ロスは、どこで生まれていると思いますか?

食べ物を扱うところであれば、どこでも生まれます。スーパーやコンビニエンスストアの期限切れ商品、ファストフード店やファミリーレストランで出る食べ残し、家庭から出る手つかずの食品、食べ残し、食べられる部分が含まれた調理くずなど、すべて「食品ロス」です。**家庭から生まれる食品ロスは非常に多いのです**(▶2、3)。

❸ 食品ロスは確実に減ってきています

食品ロスが社会問題として広く認識されるようになったのは2000年ごろです。国や企業、消費者によるさまざまな取り組みが重ねられ、事業系食品ロスも、家庭系食品ロスも確実に減らすことができています（▶3）。

消費者庁がおこなった調査では、「食品ロスを減らすために取り組んでいる行動」として最も多いのは「**残さずに食べる**」であり、次いで「**冷凍保存**」、「**料理をつくり過ぎない**」などが多くなっています（▶4）。「国民一人当たり、毎日茶わん軽く1杯の食べ物を捨てている」ことを紹介しましたが、残さず食べるだけでも、食品ロスは確実に減らせます。一人ひとりの行動は小さくても、みんなで取り組むことで成果が出てくるのです。

▶1　あなたも茶わん1杯分の食べ物を
　　　無駄にしているかも

国民1人当たりの食品ロス量（2020年度）
1日　約113g
※茶わん1杯分のご飯に近い量
年間　約41kg
※年間1人当たりの米の消費量（約53kg）に近い量

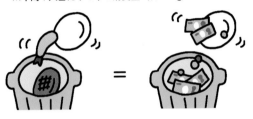

（農林水産省「食料需給表」、総務省「人口推計」）

▶2　食品ロスの現状（2020年度）

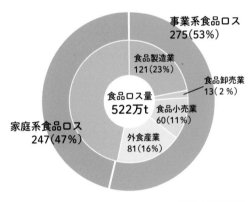

事業系食品ロス
275（53%）
食品製造業
121（23%）
食品卸売業
13（2%）
食品ロス量
522万t
食品小売業
60（11%）
家庭系食品ロス
247（47%）
外食産業
81（16%）

（農林水産省資料）

▶3　食品ロスの推移

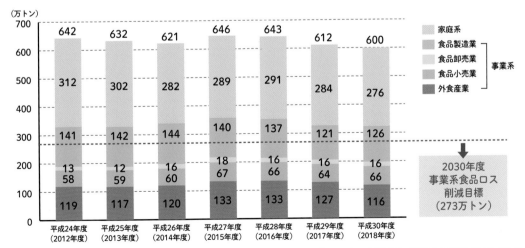

（万トン）

	家庭系	食品製造業	食品卸売業	食品小売業	外食産業
平成24年度（2012年度）642	312	141	13	58	119
平成25年度（2013年度）632	302	142	12	59	117
平成26年度（2014年度）621	282	144	16	60	120
平成27年度（2015年度）646	289	140	18	67	133
平成28年度（2016年度）643	291	137	16	66	133
平成29年度（2017年度）612	284	121	16	64	127
平成30年度（2018年度）600	276	126	16	66	116

食品製造業・食品卸売業・食品小売業・外食産業＝事業系

2030年度
事業系食品ロス
削減目標
（273万トン）

（農林水産省「食品ロス量（平成30年度推計値）の公表」、消費者庁「消費者の意識に関する調査」）

輸入してまで食べ残す不思議な国とは？

❹ 食品ロス削減は SDGs の目標でもあります

　SDGs（Sustainable Development Goals）は「持続可能な開発目標」と訳されます。2015年9月に開催された国連サミットで採択され、国際社会全体が合意した世界共通の、全人類がめざす目標として掲げられています（▶5）。

　SDGs が対象とする分野は多岐にわたり、日本国内でもさまざまな分野で SDGs を達成するための取り組みがおこなわれています。**食の分野では、2019年10月に、SDGs が掲げる「2030年までに世界全体の1人当たりの食品廃棄を半減」という目標を踏まえた「食品ロスの削減の推進に関する法律」（略称：食品ロス削減推進法）が施行されました。**

　諸外国でも、さまざまな食品ロス対策が行われています。フランスでは2016年2月から「食品廃棄禁止法」という法律が施行され、デンマークでは賞味期限切れ食品の専門スーパー「WeFood（ウィーフード）」がオープンしています。

　日本でも、小売店の中には、賞味期限切れの食品を格安で売る店も出てきています。最近では、店舗で出た売れ残りを通知し、食べたい人に食べてもらうマッチングアプリなど、ユニークなアプリも続々登場しています。私たち一人ひとりが食料自給率や食品ロスの現状を正しく理解し、食品ロスを減らす行動を続けましょう。

▶4　食品ロスを減らすための取り組み（複数回答、2020年）

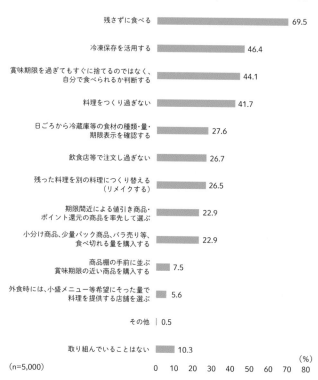

取り組み	%
残さずに食べる	69.5
冷凍保存を活用する	46.4
賞味期限を過ぎてもすぐに捨てるのではなく、自分で食べられるか判断する	44.1
料理をつくり過ぎない	41.7
日ごろから冷蔵庫等の食材の種類・量・期限表示を確認する	27.6
飲食店等で注文し過ぎない	26.7
残った料理を別の料理につくり替える（リメイクする）	26.5
期間間近による値引き商品・ポイント還元の商品を率先して選ぶ	22.9
小分け商品、少量パック商品、バラ売り等、食べ切れる量を購入する	22.9
商品棚の手前に並ぶ賞味期限の近い商品を購入する	7.5
外食時には、小盛メニュー等希望にそった量で料理を提供する店舗を選ぶ	5.6
その他	0.5
取り組んでいることはない	10.3

（n=5,000）

（消費者庁「消費者の意識に関する調査」）

ろすのん

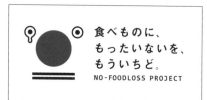

食べものに、もったいないを、もういちど。
NO-FOODLOSS PROJECT

　農林水産省が展開する、食品ロス削減国民運動（NO-FOODLOSS PROJECT）のキャラクターが「ろすのん」です。

　食品ロス削減は、国民一人ひとり、各家庭での取り組みはもちろんのこと、食品の生産から加工製造、流通、販売までのフードチェーン全体でも取り組んでいく必要があり、官民が連携して食品ロス削減に向けた国民運動（NO-FOODLOSS PROJECT）として展開されています。

　シンボルマークとして誕生した「ろすのん」は食品「ロス」を「なくす（non）」という意味からつけられました。真ん中の赤丸は「お皿」を、下の二本線は「お箸」をイメージしているそうです。

▶ 5　SDGs（持続可能な開発目標）

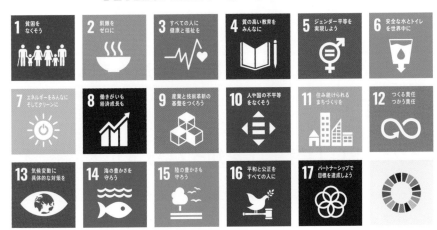

 column　栄養不良の二重負荷

「栄養不良の二重負荷」とは、低栄養と過栄養が個人内・世帯内・集団内で同時にみられたりするなど過体重と低栄養が共存する状態のことをいいます。持続可能な社会の発展を阻害する地球規模の課題となっています。

世界の飢餓人口は、過去3年で徐々に増加しており、世界全体で8億2,800万人以上が、今なお飢えに苦しんでいると報告されています。5歳の誕生日までに栄養不足が原因で死んでいく子どもは年間310万人と、子どもの死者数の約半分を占めているといわれます。飢餓人口に加え中等度の食料不安を抱えるすべての人を加えると世界全体で20億人以上にのぼると推計されています。この現状を改善するために、SDGs（持続可能な開発目標）のゴール2「ゼロハンガー（飢餓をゼロ）」、ゴール3「すべての人に健康と福祉を」を達成することが課題となっています。

逆に、肥満人口は、世界中で増え続けており、世界人口（成人）の約13％に当たる6億7,200万人が肥満と報告されています。これこそが「栄養不良の二重負荷」です。食べ過ぎてダイエットに励む日本人、食品ロス、少し世界の現状に目を向けてみませんか。

(参考：「世界の食料安全保障と栄養の現状 2019年報告」)

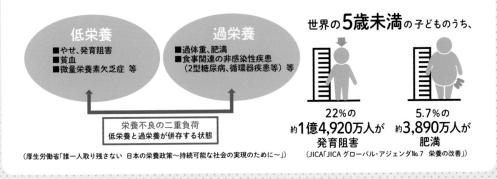

世界の**5歳未満**の子どものうち、
22%の約1億4,920万人が発育阻害
5.7%の約3,890万人が肥満

(厚生労働省「誰一人取り残さない 日本の栄養政策〜持続可能な社会の実現のために〜」)
(JICA「JICA グローバル・アジェンダNo.7 栄養の改善」)

9章

輸入してまで食べ残す不思議な国とは？

3 | 地球環境問題と新しい食の形とは？

→ 食生活を変える技術開発が進んでいます

❶「フェイクミート」、「培養肉」を知っていますか？

　ハンバーガーのパティ（肉の部分）に植物性由来のものが出てきました。これは、工業的に生産された「**フェイクミート**」です。大豆やえんどう豆などを原料にした植物性たんぱく質を使い、肉に見た目や風味、食感などを似せてつくったもので「人工肉」、「代替肉」ともいわれます。フェイクミートのように、植物性由来のたんぱく質を使って動物性食品を再現した植物性食品を「**プラントベース食品**」といいます。これまでに、肉、魚、卵、乳・乳飲料、バター、チーズなどがつくられ、販売されています。近年、SDGs に賛同する食品企業を中心に、プラントベース食品の開発が進んでいます。

　一方、肉や魚の細胞から筋肉や脂肪細胞を培養して本物と見た目や食感が同じような肉や魚がつくられています。これは「**培養肉**」といわれます。世界では牛肉だけでなく、鶏肉、豚肉、フォアグラ、えびなどの培養肉がつくられ、販売されています。日本では、2020年現在、培養肉の安全基準がなく、まだ販売されていません。

❷ 人工食材は食料危機・地球温暖化を救う切り札になるか？

　国連の統計では、世界の人口は2050年には現在の2割以上増え、97億人になると推測されています。また、国連の「気候変動に関する政府間パネル（IPCC）」＊は2019年、世界全体の温室効果ガスの増加原因の約37％が食料の生産から輸送、消費までの過程から出ると報告しました。家畜飼育に必要な飼料生産用の土地も水も大量に必要ですが、牛など家畜の出すゲップによるメタンガスや排泄物の割合も高く、それらを含めて「菜食が必要、食肉・乳を制限すべき」と呼びかけました。温暖化による気候変動で食料や飼料作物が減産している中、食料不足からくる世界的な食料ナショナリズム【→ p.153】につながることが懸念されており、その解決策の一つとして、プラントベース食品や培養肉は注目を集め、成長が期待されています。

　2020年、日本の農林水産省も我が国の自給率の低さから予想される食料供給の問題と地球温暖化防止をめざし、人工的に食材をつくる「**フードテック**＊＊」普及を始めました。大

手食品会社の大豆ミート、魚の陸上養殖などもこちらに当てはまります。日本では、どちらかといえば「植物性」に注目が集まっています。大豆ミートの販売戦略も、健康に特化した「たんぱく質は肉と同等、植物性で脂質が少ない、飽和脂肪酸も少ない、コレステロールも0（ゼロ）、食物繊維が多い、おまけに、長期保存が可能」などと、うたっています。

❸ プラントベース食品とヴェジタリアン

　菜食主義者といわれるヴェジタリアン＊＊＊（ヴィーガンも含む）の人口は世界規模で増加しています。観光庁の資料によれば、インドでは人口の約30％、肉食王国といわれるドイツでも10％に及ぶといわれています。日本でも増加してあり、菜食志向は近年プラントベース食品がブームになるほど広がっています。

　そもそもヴェジタリアンが菜食主義を選んでいるのは自分の主張する動物愛護と健康志向のためです。地球環境問題と食料問題ともほとんど関係はありませんでした。食料、健康、環境問題、動物愛護への意識向上のためのSDGsが進み、サステナブルな意味でも菜食志向への価値観は大きく上昇し、ヴェジタリアン人口を増加させてきたと言えそうです。

column　アニマルウェルフェア

　直訳すれば「動物の福祉」です。農林水産省Webサイトでは「我が国も加盟する国際獣疫事務局（OIE）＊で『アニマルウェルフェアとは、動物が生活及び死亡する環境と関連する動物の身体的及び心的状態をいう』と定義しています」と紹介しています。適正な飼育管理をすることで家畜の健康維持ができ、安全な畜産物の生産と生産性の向上ができるとされています。20世紀後半には欧州で、鶏を狭いケージ＊に押し込める飼育方法に批判が集まり、EUでは鶏のケージ飼育が禁止されています。米大手ファストフード店も「ケージフリー飼育の卵使用」を宣言しています。日本でも、その流れを押しとどめることは難しい時代に入りました。自給率90％を誇る安価で生食できる卵は、ケージフリー飼育になればコスト面、衛生面、管理面で課題が出てきます。しかし、SDGsの観点から、私たちもエシカル＊な消費者として社会や生産者を支えていく必要があり、一歩を踏み出す時期に来ました。アニマルウェルフェアは、グローバルスタンダードになりつつあります。

＊OIEの通称はWorld Organization for Animal Health。
＊日本の鶏の20cm四方の狭いケージに入れられ飼育するバタリーケージはよく知られています。
＊エシカルとは「倫理的な」という意味ですが、「環境保全や社会に配慮した」という意味合いで使われます。

＊IPCCとはIntergovernmental Panel on Climate Changeの略。
＊＊フードテックとは「food technology」の略。最新技術で食を支えること。現在、代表的なものが大豆ミート。
＊＊＊ヴェジタリアン（菜食主義者）とヴィーガン（完全菜食主義者）とは、肉や魚を食べずに、卵や乳製品は本人の意思で選択、穀物・野菜・豆類などの植物性食品を中心とした食生活をおこなう19世紀にヴェジタリアン運動から出た思想。その根本は「動物を犠牲にしない」です。卵や乳はその動物の恩恵として食べます。ヴィーガンはもっと進んで、一切動物性食品を食べない、動物製品（革・シルク・ウール）をも身に着けない人たちを指します。はちみつやゼラチンさえ避ける人もいます。

品目別自給率

洋食

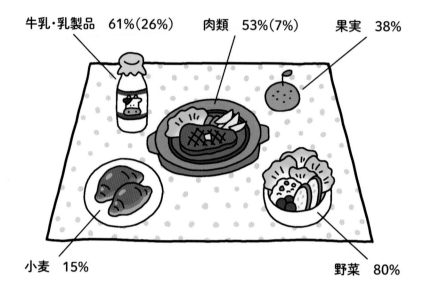

牛乳・乳製品　61%（26%）　　肉類　53%（7%）　　果実　38%

小麦　15%　　　　　　　　　　　　　　　　野菜　80%

和食

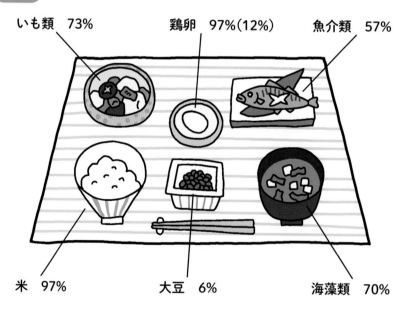

いも類　73%　　　　鶏卵　97%（12%）　　魚介類　57%

米　97%　　　　　大豆　6%　　　　海藻類　70%

＊（　　　）内は飼料自給率を考慮した値。

（農林水産省「食料需給表」）

付 録

日本の食生活と栄養学の近代化

❶「健康」という言葉が生まれた幕末

　私たちが当たり前のように使う「健康」という言葉は、幕末に西洋医学が本格導入されるなかでつくられた言葉です。言葉が生まれる過程とかかわった人物について紹介します。

1）貝原益軒（1630〜1714年）

　食生活と健康のかかわりについて、わが国で最も知られている人物は貝原益軒（医師・儒学者）です。83歳のときに養生（健康、健康法）について著した『養生訓』は、益軒の実体験に基づいて自分自身のために書いたといわれています。養生とは、生命を養い、体力を増進するためには、食生活のほか、生活全般にわたる注意が必要と、睡眠、休養、運動、衛生管理も勧めています。現代でも使われている彼の代表的な言葉は「腹八分目」です。しかし、彼はまだ健康という言葉は使っていません。

2）高野長英（1804〜1850年）と緒方洪庵（1810〜1863年）

　二人は、幕末期、蘭学を通じて西洋医学から生理学・解剖学を学びました。高野は、その著書の中で「健康」という言葉を使いました（1836年）。高野は「健康」とも「健行」とも区別しないで使用していたようです。緒方は、医学訳本の中で、今の英語で「health」に当たるドイツ語を「健康」と訳したそうです。こうして、西洋医学の専門用語として幕末に「健康」という日本語が生まれましたが、世間に広まっていったわけではありません。

3）福沢諭吉（1835〜1901年）

　緒方洪庵の適塾*で、塾頭であった福沢は、医学専門用語であった「健康」を国民にわかりやすく紹介しました。その著書『西洋事情』初編（1866年）で初めて「健康」という言

＊適塾とは緒方洪庵が1838年に大阪（当時は大坂）に開いた蘭学の私塾。幕末から明治にかけて活躍した人材を多数輩出した。福沢諭吉も入門し、第10代の塾頭になっています。1868年閉鎖。なお、杉田玄白・前野良沢による「日本最初の西洋医学翻訳書」といわれる『解体新書』はすでに1774年に出版されており、適塾でも使用されていました。

葉を用い、『学問のすゝめ』の中でも使っています。

　福沢諭吉らの努力によって「健康」とは「過度な飲食をつつしみ、体も衣服も部屋も清潔にして、衛生にも注意する大切なもの」と理解され、その言葉は世の中に広がっていきます。

❷ ドイツ医学の影響を受けた近代栄養学

　明治維新直後から、さまざまな分野の外国人学者が多くの知識や技術をもって来日しました。医学知識、栄養学的知識は明治4（1871）年に来日したドイツ人医学者テオドール・ホフマン（1837～1894年）によって伝えられたといわれています。

　ここでは、日本の栄養学に大きな影響をもたらした二人の栄養学者についてお話しします。

1）カール・フォン・フォイト（1831～1908年）

　彼は、当時のドイツで最も華々しい活躍をしていた世界規模の栄養学者です。フォイト自身は来日していませんが、明治政府は、日本人も西洋人と同じように背が高く、立派な身体を持ちたいと、フォイトの栄養学を取り入れました。フォイトの栄養学は、肉食を推奨し、高たんぱく質・高脂質食の導入を提唱するものでした（▶1）。当時のたんぱく質の目標値をみると、その高さがうかがわれます。それは現在の基準と照らしても高い数値です。脂質（脂肪）の目標値の高さも、当時の日本人の量の数倍と、驚くべきものです。このころの日本人は1日1人当たり5合（約750g）もの米を食べており、それほど豊かでもない日本人にとって、このような高たんぱく質・高脂質食はすんなりとは受け入れられませんでした。あとになってわかったことですが、植物性食品で十分に重労働のできた日本人には不向きだったのです。しかし、現代でも日本はたんぱく質を多く摂るように基準が設けられています。

▶1　フォイトの栄養学と日本人の栄養

	フォイトの栄養学	日本人用目標値	当時の日本人*	1991年国民栄養調査
体重（kg）	64	52	51.77	58
たんぱく質（g）	118	96	54.80	80.2(42.7)
脂肪（g）	56	45(20)	5.98	58.0(28.4)
糖質（g）	500	406(450)	394.16	288
エネルギー（kcal）	2,976	2,413	1,850	2,053

＊田原良純の調査（明治19年、1886年）による越後屋雇人の食事。日本人用目標値の（　）内は日本人の実態に近づけるとして設定されたもの、国民栄養調査の（　）内は動物性たんぱく質ならびに動物性脂肪。

（島田彰夫『食とからだのエコロジー「食術」再考』農山漁村文化協会）

2）エルヴィン・フォン・ベルツ（1849〜1913年）

1876年、ドイツから東京医学校（のちの東京大学医学部）の生理学と内科学の教師としてベルツが赴任しました。2〜3年で帰国してしまう他のお雇い外国人＊と違い、30年間も日本に滞在したベルツは熱心に日本人のさまざまな生活を研究しました。ベルツは、著書『ベルツの日記』に「日本での植物性の食べ物が素晴らしい能力を発揮する」と炭水化物の実験について書いています（▶2）。フォイト流の栄養学を学んだベルツでしたが、日本の炭水化物中心の食状況をみて、「高たんぱく食・肉食が本当に日本人にとって大切なのか」とフォイトの栄養学を日本人に当てはめることを疑った一人です。

▶2　ベルツの実験

まだ、鉄道が走っていなかった1876（明治9）年、体重54kgの男性が、東京から日光までの約110kmの道のりを馬に乗っていったところ、馬を6回乗り換えて14時間かかりました。今度は人力車に乗って同じ道のりを走ったところ、車夫（人力車の引手）一人だけで、14時間半で到着したのです。車夫一人の力が、馬6頭とほぼ同様、という結果に驚いたベルツは、さらに次のような実験をおこないます。

人力車に80kgの男性を乗せ、1日40km、3週間走らせます。その間、日常の食事は、米、大麦、じゃがいもなど炭水化物が中心でした。その過酷な課題でも車夫は3週間を乗り切りました。

次に、「たんぱく質がパワーを生む」という当時の（フォイトの栄養学）栄養学に従って、毎日の食事に肉類を加えました。たんぱく質で炭水化物の一部を補ったのですが、疲労が激しく、それまでと同じようには走れなくなってしまったのです。3日でやめ、もとの食事に戻したところ、また、以前のように走れるようになりました。これを車夫2人で実験し、同じ結果となりました。

（島田彰夫『食と健康を地理からみると—地域・食性・食文化』農山漁村文化協会）

❸ 日本の栄養学の近代化に尽力した学者たち

1）高木兼寛（1849〜1920年）

明治時代の海軍医で、イギリスで臨床医学を学びました。脚気の原因を「栄養の偏り」とした高木は1882〜1884年、洋上任務の兵士を対象に「洋食に麦飯」と「白米中心でおかずの少ない食事」の比較をおこないました（世界最初の疫学調査）。結果、「洋食に麦飯」にすれば脚気が起こりにくいことを突き止め、脚気と白米の関係を明らかにしました。このときにはビタミン B_1 の発見までは至りませんでしたが、これがのちの鈴木梅太郎のビタミン B_1 の発見につながりました。高木が「ビタミンの父」と呼ばれるのは、その道を開いたからです。その後、海軍にまん延した脚気を予防するバランスの良い食事へ改善を図ります。彼は世界的な学者として英国の南極半島の地名に「高木岬」と命名されています。

＊幕末・明治政府が西欧の先進文化を取り入れるために指導者や教師として雇用した外国人のこと。

2）石塚左玄（1851〜1909年）

　明治時代の医師・薬剤師であり、陸軍医を勤めた「玄米・食養」の元祖です。食養とは、食べ物の栄養を考え、病気の予防・治療をはかることです。栄養学が確立していないこの時期に、食物と心身の関係を示し、「医食同源」としての食養を提唱しました。著書『食物養生法』で、「食育」は体育、知育、徳育の基本であるとし、心身の病気の原因は「食」にあると食育を勧めました。

3）佐伯　矩（1876〜1959年）

　彼は、大学で医化学を学び、医学から栄養学を独立させ、その研究や教育に尽力しました。栄（営）養研究所（現在の国立健康・栄養研究所）、栄養士制度を発展させ、「日本の栄養学の創始者、父」といわれています。世界初の栄養士養成施設である栄養専門学校を設立し、卒業生を栄養士としました。栄養摂取のため、玄米と白米の中間である「七分搗米」を推奨しました。日本の栄養学をけん引したのは、まさしく佐伯　矩です【→ p.169】。

4）香川　綾（1899〜1997年）

　東京女子医学専門学校（現・東京女子医科大学）卒業後、「栄養改善に取り組むことは病気を予防する医師の使命」と考え、医学と栄養学とおいしい料理技術の基本を結びつけることに努めました。脚気治療のための胚芽米の普及、バランスのよい食事の工夫を目標とした「4群点数法」による献立の立て方、計量カップ・スプーンを考案し、誰でも家庭で簡単に健康的な食事を調理できるよう考えました。1949年「ビタミン B$_1$ と脚気の研究」で博士の学位を取得し、日本の栄養学の確立と発展に尽くしました。

❹ 第二次世界大戦後からの栄養学

　日本の栄養政策は、第二次世界大戦後に大きく変化します。栄養不足に苦しみ、栄養の偏りが原因の脚気や成長障害もまん延していました。国をあげて栄養改善に取り組み、全国児童に向けて学校給食が始まり、厚生労働省による栄養指導車（キッチンカー）が全国を巡回しました。いわゆる「フライパン運動」、「油炒め運動」として米食の批判と粉食・油脂・乳製品などの奨励運動＊が開始されたのです。

　1970年、日本で初めての栄養摂取基準となる「日本人の栄養所要量」が策定されました。当時は欠乏症の予防を主眼としたものでしたが、その後、食の簡便化、欧米化、飽食の時代を迎え、栄養素が不足しないための摂取量のほかに、生活習慣病の予防、過剰摂取による健康障害の防止まで考慮した「日本人の食事摂取基準」が策定されました【→ p.40】。

付録

日本の食生活と栄養学の近代化

＊敗戦したのは米を食べていたからだと、大脳生理学者らが「米食低能論」を主張したほどです。

165

❺ 日本の国民病「脚気」とビタミン B₁ の発見

　日本の栄養学の始まりは、「脚気とともに歩んだ道」、「ビタミン B₁ の発見」です。その道のりは、栄養学史上特筆すべきことです。「脚気」はビタミン B₁（チアミン）の欠乏によって倦怠感、動悸、心不全や下肢のむくみ、しびれなどが起こる病気です。次第に食欲がなくなり、最悪の場合には死に至ります。結核と並ぶ日本の「二大国民亡国病」の一つです。

　江戸期以前には、米の糠層に含まれるビタミン B₁ を取り除いて食べる白米食は一部の上流階級のみの特権だったため発病は上層部に限られていました。すでに古代から発生しており、諸外国でも米食の国々にその症状はあったようです。

　江戸期になり農業が発展し、稲作も順調に進み、街道も整備され、江戸と上方の交流も盛んになります。江戸の食文化が花開いていきます。このころ、裕福になってきた都市部の町人たちに白米を食べる習慣が広がり、脚気が流行し始めます。江戸では「江戸患い」、大坂では「大坂腫れ」と呼ばれ、当時は、細菌による伝染病か、何かの中毒症状と間違えられました。幕末には将軍でさえ、脚気で亡くなり、明治に入ると原因不明のまま大流行するに至り、その致死率の高さから社会問題となりました。大きな問題は軍隊でした。日清戦争では、脚気の死者は戦死者をはるかに上回っています。海軍医、高木兼寛【➡ p.166】は疫学調査を進め、原因が白米食にあることを突き止め、時間はかかりましたが、次第に軍隊も食事を白米から麦飯にすることが当たり前になりました。

　19 世紀には三大栄養素に無機質が、20 世紀にはそれらに加えて、第五の栄養素があることが世界的に知られるようになっていました。そんななか、農芸化学者の鈴木梅太郎は 1910（明治 43）年、米ぬか、麦、玄米を食べると脚気が回復することが明らかになると、「オリザニン」を米ぬか成分から抽出することに成功しました。「オリザニン」は現在のビタミン B₁ です。脚気の研究が未知の栄養素、ビタミンを発見するきっかけとなったのです。

　残念ですが、日本では引き続き、大正、昭和期にわたり、毎年 1 〜 2 万人が脚気で亡くなり、第二次大戦後まで続きました。死者が減ってきたのは 1940 年代です。戦争に入り、食料確保のため、精白米にすることを固く禁じたこと、1952（昭和 27 年）年の「栄養改善法」の公布によってビタミン B₁ を強化した食品＊が認可・普及したことなどがあげられます。50 年代には、栄養指導で白米に麦を入れたご飯を食べていたことも一因です。

　現在では、脚気はよほどの栄養の偏りにならない限り、発病しません。しかし 1975 年ごろ、ジャンクフード＊＊の流行から栄養の偏りが起き、脚気が若者の間に再燃しました。インスタントラーメンなどにビタミン B₁ が添加されるようになったのもこの時期からです。

＊強化米としてビタミンや無機質を精白米にコーティングしたものがあります。
＊＊「ジャンク」とは英語で「ガラクタ」の意味。栄養価のバランスを著しく欠いた食品のこと。

■年表で見る食生活にかかわる政策

西暦	和暦	政策
1914	大正 3	佐伯 矩私立栄養研究所を設立
1920	9	国立栄養研究所設立、佐伯 矩初代所長
1924	13	佐伯 矩博士による私立栄養学校開設
1931	昭和 6	佐伯 矩『日本食品成分総覧』を出版
1937	12	保健所法制定
1938	13	厚生省設置
1945	20	終戦 栄養士規則・私立栄養士養成所指定規則公布　　栄養士資格を免許制とする
1946	21	国民栄養調査開始・厚生省に栄養課新設
1947	22	全国都市部の児童に学校給食を提供 アメリカからの余剰小麦輸入、背景にパン食・脱脂粉乳による給食 栄養士法制定
1950	25	「日本食品標準成分表」公表
1952	27	栄養改善法公布
1954	29	学校給食法制定 「日本食品標準成分表」改訂、以降八訂まで改訂続く
1956	31	厚生省指導のもと、栄養指導車の巡回指導開始
1962	37	管理栄養士制度の創設
1970	45	初回「栄養所要量」の策定、以後 5 年ごとに 6 次まで改定
1978	53	第 1 次国民健康づくり対策開始
1985	60	「健康づくりのための食生活指針」策定（厚生省）
1988	63	第 2 次国民健康づくり対策開始
2000	平成 12	健康日本 21 開始 新しい食生活指針の策定（厚生・農林水産・文部省の三省合同）栄養士法改正
2001	13	厚生省が厚生労働省になる 国立栄養研究所が国立健康・栄養研究所となる
2002	14	健康増進法制定 国民栄養調査（〜 H14）が国民健康・栄養調査（H15 〜）となる
2005	17	「日本人の食事摂取基準」2005 年版（栄養所要量の改定、以後 5 年ごと） 「食事バランスガイド」発表（厚生労働省・農林水産省共同） 食育基本法制定
2008	20	特定健康診査・特定保健指導開始
2011	23	第 2 次食育推進基本計画策定
2013	25	健康日本 21（第 2 次）開始
2016	28	第 3 次食育推進基本計画策定
2018	30	「健康な食事・食環境」認証制度（スマートミール）実施
2020	令和 2	「日本人の食事摂取基準」2020 年版実施 「日本食品標準成分表」2020 年版（八訂）公表
2021	3	東京栄養サミット 2021 食品の安全性に関する用語集に「疫学」分野追加

付録

日本の食生活と栄養学の近代化

食品成分表（文部科学省「日本食品標準成分表 2020 年版（八訂)」)

（可食部100g当たり）

食品群	食品名	エネルギー	たんぱく質	コレステロール	脂質	食物繊維総量	炭水化物	ナトリウム	カリウム	カルシウム	リン	鉄	ビタミンA	ビタミンD	ビタミンB₁	ビタミンB₂	葉酸	ビタミンC	食塩相当量
		kcal	g	mg	g	g	g	mg	mg	mg	mg	mg	mg		mg	mg			g
穀類	小麦粉 薄力粉 1等	349	8.3	(0)	1.5	2.5	75.8	Tr	110	20	60	0.5	(0)	0	0.11	0.03	9	(0)	0
	小麦粉 強力粉 1等	337	11.8	(0)	1.5	2.7	71.7	Tr	89	17	64	0.9	(0)	0	0.09	0.04	16	(0)	0
	お好み焼き粉	335	10.1	1	1.9	2.8	73.6	1400	210	64	320	1.0	1	0.1	0.21	0.03	17	Tr	3.7
	ホットケーキ粉	360	7.8	31	4.0	1.8	74.4	390	230	100	170	0.5	9	0.1	0.10	0.08	10	0	1.0
	から揚げ粉	311	10.2	0	1.2	2.6	70.0	3800	280	110	130	1.2	5	0	0.15	0.07	26	0	9.7
	天ぷら用粉	337	8.8	3	1.3	2.5	76.1	210	160	140	120	0.6	1	0	0.12	0.99	12	0	0.5
	角形食パン	248	8.9	0	4.1	4.2	46.4	470	86	22	67	0.5	0	0	0.07	0.05	30	0	1.2
	コッペパン	259	8.5	(Tr)	3.8	2.0	49.1	520	95	37	75	1.0	(0)	(0)	0.08	0.08	45	(0)	1.3
	ロールパン	309	10.1	(Tr)	9.0	2.0	48.6	490	110	44	97	0.7	1	(0)	0.10	0.06	38	(0)	1.2
	うどん ゆで	95	2.6	(0)	0.4	1.3	21.6	120	9	6	18	0.2	(0)	(0)	0.02	0.01	2	(0)	0.3
	干しうどん 乾	333	8.5	(0)	1.1	2.4	71.9	1700	130	17	70	0.6	(0)	(0)	0.08	0.02	9	(0)	4.3
	中華めん 生	249	8.6	(0)	1.2	5.4	55.7	410	350	21	66	0.5	(0)	(0)	0.02	0.02	8	(0)	1.0
	中華めん ゆで	133	4.9	(0)	0.6	2.8	29.2	70	60	20	29	0.3	(0)	(0)	0.01	0.01	3	(0)	0.2
	マカロニ・スパゲッティ 乾	347	12.9	(0)	1.8	5.4	73.1	1	200	18	130	1.4	(0)	(0)	0.19	0.06	13	(0)	0
	ぎょうざの皮 生	275	9.3	0	1.4	2.2	57.0	2	64	16	60	0.8	(0)	(0)	0.08	0.04	12	0	0
	パン粉 乾燥	369	14.6		6.8	4.0	63.4	460	150	33	130	1.4	Tr	(0)	0.15	0.03	54	(0)	1.2
	［水稲穀粒］ 玄米	346	6.8	(0)	2.7	3.0	74.3	1	230	9	290	2.1	Tr	(0)	0.41	0.04	27	(0)	0
	［水稲穀粒］ 精白米 うるち米	342	6.1	(0)	0.9	0.5	77.6	1	89	5	95	0.8	(0)	(0)	0.08	0.02	12	(0)	0
	［水稲穀粒］ はいが精米	343	6.5	(0)	2.0	1.3	75.8	1	150	7	150	0.9	(0)	(0)	0.23	0.03	18	(0)	0
	［水稲めし］ 精白米 うるち米	156	2.5	(0)	0.3	1.5	37.1	1	29	3	34	0.1	(0)	(0)	0.02	0.01	3	(0)	0
	上新粉	343	6.2	(0)	0.9	0.6	78.5	2	89	5	96	0.8	(0)	(0)	0.09	0.02	12	(0)	0
	もち	223	4.0	(0)	0.6	0.5	50.8	0	32	3	22	0.1	(0)	(0)	0.03	0.01	4	(0)	0
	白玉粉	347	6.3	(0)	1.0	0.5	80.0	2	3	5	45	1.1	(0)	(0)	0.03	0.01	14	(0)	0
	そば ゆで	130	4.8	(0)	1.0	2.9	26.0	2	34	9	80	0.8	(0)	(0)	0.05	0.02	8	(0)	0
	干しそば 乾	344	14.0	(0)	2.3	3.7	66.7	850	260	24	230	2.6	(0)	(0)	0.37	0.08	25	(0)	2.2
いも及びでん粉類	板こんにゃく 生いもこんにゃく	8	0.1	(0)	0.1	3.0	3.3	2	44	68	7	0.6	(0)	(0)	0	0	0	(0)	0
	さつまいも 塊根 皮つき 生	127	0.9	(0)	0.5	2.8	33.1	23	380	40	46	0.5	3	(0)	0.10	0.02	49	25	0.1
	さといも 球茎 生	53	1.5	(0)	0.1	2.3	13.1	Tr	640	10	55	0.5	Tr	(0)	0.07	0.02	30	6	0
	じゃがいも 塊茎 皮つき 生	51	1.8	(0)	0.1	9.8	15.9	1	420	4	46	1.0	(0)	(0)	0.08	0.03	20	28	0
	フライドポテト（皮なし）	229	2.9	Tr	10.6	3.1	32.4	2	660	4	48	0.8	(0)	(0)	0.12	0.06	35	40	0
	じゃがいもでん粉（かたくり粉）	338	0.1	(0)	0.1	(0)	81.6	2	34	10	40	0.6	0	(0)	0	(0)	(0)	0	0
	とうもろこしでん粉	363	0.1	(0)	0.7	(0)	86.3	1	5	3	13	0.3	0	(0)	0	(0)	(0)	0	0
	タピオカパール ゆで	61	0	(0)	Tr	0.2	15.4	Tr	1	4	1	0.1	(0)	(0)	0	(0)	(0)	0	0
	はるさめ 普通はるさめ 乾	346	0	(0)	0.2	1.2	86.6	7	14	41	46	0.4	(0)	(0)	0	(0)	(0)	0	0
砂糖及び甘味類	黒砂糖	352	1.7	(0)	Tr	(0)	90.3	27	1100	240	31	4.7	1	(0)	0.05	0.07	10	(0)	0.1
	車糖 上白糖	391	(0)	(0)	(0)	(0)	99.3	1	2	1	Tr	Tr	(0)	(0)	(0)	(0)	(0)	(0)	0
	水あめ 酵素糖化	342	(0)	(0)	(0)	(0)	85.0	Tr	0	Tr	1	0.1	(0)	(0)	(0)	(0)	(0)	(0)	0
	はちみつ	329	0.3	(0)	Tr	(0)	81.9	2	65	4	5	0.2	(0)	(0)	Tr	0.01	7	0	0
	メープルシロップ	266	0.1	(0)	0	(0)	66.3	1	230	75	1	0.4	(0)	(0)	Tr	0.02	1	(0)	0
豆類	あずき 全粒 乾	304	20.8	0	2.0	24.8	59.6	1	1300	70	350	5.5	1	(0)	0.46	0.16	130	2	0
	全粒 黄大豆 国産 乾	372	33.8	Tr	19.7	21.5	29.5	1	1900	180	490	6.8	1	(0)	0.71	0.26	260	3	0
	水煮缶詰 黄大豆	124	12.9	(Tr)	6.7	6.8	7.7	210	250	100	170	1.8	(0)	(0)	0.01	0.02	11	Tr	0.5
	きな粉 黄大豆 全粒大豆	451	36.7	(Tr)	25.7	18.1	28.5	1	2000	190	660	8.0	Tr	(0)	0.07	0.24	220	1	0
	木綿豆腐	73	7.0	0	4.9	1.1	1.5	9	110	93	88	1.5	0	(0)	0.09	0.04	12	0	0
	絹ごし豆腐	56	5.3	(0)	3.5	0.9	2.0	11	150	75	68	1.2	0	(0)	0.11	0.04	12	0	0
	生揚げ	143	10.7	Tr	11.3	0.7	0.9	3	120	240	150	2.6	(0)	(0)	0.07	0.03	23	Tr	0
	油揚げ 生	377	23.4	(Tr)	34.4	1.3	0.4	4	86	310	350	3.2	(0)	(0)	0.06	0.04	18	0	0
	がんもどき	223	15.3	Tr	17.8	1.4	1.6	190	80	270	200	3.6	(0)	(0)	0.03	0.04	21	Tr	0.5
	糸引き納豆	190	16.5	Tr	10.0	6.7	12.1	2	660	90	190	3.3	(0)	(0)	0.07	0.56	120	Tr	0
	おから 生	88	6.1	(0)	3.6	11.5	13.8	5	350	81	99	1.3	(0)	(0)	0.11	0.03	14	Tr	0
	豆乳 豆乳	44	3.6	(0)	2.0	0.2	3.1	2	190	15	49	1.2	(0)	(0)	0.03	0.02	28	Tr	0
種実類	アーモンド 乾	609	19.6	-	51.8	10.1	20.9	1	760	250	460	3.6	1	(0)	0.20	1.06	65	0	0
	ぎんなん 生	168	4.7	(0)	1.6	1.6	34.8	Tr	710	5	120	1.0	24	(0)	0.28	0.08	45	23	0
	日本ぐり 生	147	2.8	(0)	0.5	4.2	36.9	1	420	23	70	0.8	3	(0)	0.21	0.07	74	33	0
	ごま 乾	604	19.8	(0)	53.8	10.8	16.5	2	400	1200	540	9.6	1	(0)	0.95	0.25	93	Tr	0
	ごま いり	605	20.3	(0)	54.2	12.6	18.5	2	410	1200	560	9.9	1	(0)	0.49	0.23	150	Tr	0
	らっかせい 大粒種 乾	572	25.2	(0)	47.0	8.5	19.4	2	740	49	380	1.6	1	(0)	0.41	0.10	76	0	0
野菜類	アスパラガス 若茎 生	21	2.6	Tr	0.2	1.8	3.9	2	270	19	60	0.7	31	(0)	0.14	0.15	190	15	0
	さやいんげん 若ざや 生	23	1.8	Tr	0.1	2.4	5.1	1	260	48	41	0.7	49	(0)	0.06	0.11	50	8	0
	えだまめ 生	125	11.7	(0)	6.2	5.0	8.8	1	590	58	170	2.7	22	(0)	0.31	0.15	320	27	0
	さやえんどう 若ざや 生	38	3.1	0	0.2	3.0	7.5	1	200	35	63	0.9	47	(0)	0.15	0.11	73	60	0
	スナップえんどう 若ざや 生	47	2.9	(0)	0.1	2.5	9.9	1	160	32	62	0.6	34	(0)	0.13	0.09	53	43	0
	オクラ 果実 生	26	2.1	Tr	0.2	5.0	6.6	4	260	92	58	0.5	56	(0)	0.09	0.09	110	11	0
	かぶ 根 皮つき 生	18	0.7	(0)	0.1	1.5	4.6	5	280	24	28	0.3	(0)	(0)	0.03	0.03	48	19	0
	日本かぼちゃ 果実 生	41	1.6	0	0.1	2.8	10.9	1	400	20	42	0.5	60	(0)	0.07	0.06	80	16	0

＊ビタミンAの値はレチノール活性当量。

食品群	食品名	エネルギー	たんぱく質	コレステロール	脂質	食物繊維総量	炭水化物	ナトリウム	カリウム	カルシウム	リン	鉄	ビタミンA	ビタミンD	ビタミンB₁	ビタミンB₂	葉酸	ビタミンC	食塩相当量
単位		kcal	g	mg	g	g		mg							mg				g
野菜類	西洋かぼちゃ 果実 生	78	1.9	0	3.5	20.6		1	450	15	43	0.5	330	(0)	0.07	0.09	42	43	0
	カリフラワー 花序 生	28	3.0	0	0.1	2.9	5.2	8	410	24	68	0.6	2	(0)	0.06	0.11	94	81	0
	かんぴょう 乾	239	6.3	(0)	0.2	30.1	68.1	3	1800	250	140	2.9	(0)	(0)	0	0.04	99	0	0
	キャベツ 結球葉 生	21	1.3	(0)	0.2	1.8	5.2	5	200	43	27	0.3	4	(0)	0.04	0.03	78	41	0
	きゅうり 果実 生	13	1.0	0	0.1	1.1	3.0	1	200	26	36	0.3	28	(0)	0.03	0.03	25	14	0
	きゅうり 漬物 ぬかみそ漬	28	1.5	(0)	0.1	1.5	6.2	2100	610	22	88	0.3	18	(0)	0.26	0.05	22	22	5.3
	ごぼう 根 生	58	1.8	(0)	0.1	5.7	15.4	18	320	46	62	0.7	Tr	(0)	0.05	0.04	68	3	0
	こまつな 葉 生	13	1.5	(0)	0.2	1.9	2.4	15	500	170	45	2.8	260	(0)	0.09	0.13	110	39	0
	しょうが 根茎 皮なし 生	28	0.9	(0)	0.3	2.1	6.6	6	270	12	25	0.5	Tr	(0)	0.03	0.02	8	2	0
	ズッキーニ 果実 生	16	1.3	(0)	0.1	1.3	2.8	1	320	24	37	0.5	27	(0)	0.05	0.05	36	20	0
	セロリ 葉柄 生	12	0.4	(0)	0.1	1.5	3.6	28	410	39	39	0.2	4	(0)	0.03	0.03	29	7	0.1
	かいわれだいこん 芽ばえ 生	21	2.1	(0)	0.5	1.9	3.3	5	99	54	61	0.5	160	(0)	0.08	0.13	96	47	0
	だいこん 葉 生	23	2.2	(0)	0.1	4.0	5.3	48	400	260	52	3.1	330	(0)	0.09	0.16	140	53	0.1
	だいこん 根 皮つき 生	15	0.5	(0)	0.1	1.4	4.1	19	230	24	18	0.2	(0)	(0)	0.02	0.01	34	12	0
	たけのこ 若茎 ゆで	31	3.5	0	0.2	3.3	5.5	1	470	17	60	0.4	1	0	0.04	0.09	63	8	0
	たまねぎ りん茎 生	33	1.0	1	0.1	1.5	8.4	2	150	17	31	0.3	0	0	0.04	0.01	15	7	0
	チンゲンサイ 葉 生	9	0.6	(0)	0.1	1.2	2.0	32	260	100	27	1.1	170	(0)	0.03	0.07	66	24	0.1
	スイートコーン 缶詰 クリーム	82	1.7	(0)	0.5	1.8	18.6	260	150	2	46	0.4	4	(0)	0.02	0.05	19	3	0.7
	赤色トマト 果実 生	20	0.7	0	0.1	1.0	4.7	3	210	7	26	0.2	45	(0)	0.05	0.02	22	15	0
	赤色ミニトマト 果実 生	30	1.1	(0)	0.1	1.4	7.2	4	290	12	29	0.4	80	(0)	0.07	0.05	35	32	0
	ホールトマト (缶詰) 食塩無添加	21	0.9	(0)	0.2	1.3	4.4	4	240	9	26	0.4	47	(0)	0.06	0.03	21	10	0
	なす 果実 生	18	1.1	1	0.1	2.2	5.1	Tr	220	18	30	0.3	8	(0)	0.05	0.05	32	4	0
	にんじん 根 皮つき 生	35	0.7	(0)	0.2	2.8	9.3	28	300	28	26	0.2	720	(0)	0.07	0.06	21	6	0.1
	にんにく りん茎 生	129	6.4	(0)	0.9	6.2	27.5	8	510	14	160	0.8	0	(0)	0.19	0.07	93	12	0
	根深ねぎ 葉 軟白 生	35	1.4	2	0.1	2.5	8.3	Tr	200	36	27	0.3	7	(0)	0.05	0.04	72	14	0
	はくさい 結球葉 生	13	0.8	(0)	0.1	1.3	3.2	6	220	43	33	0.3	8	(0)	0.03	0.03	61	19	0
	パセリ 葉 生	34	4.0	(0)	0.7	6.8	7.8	9	1000	290	61	7.5	620	(0)	0.12	0.24	220	120	0
	青ピーマン 果実 生	20	0.9	0	0.2	2.3	5.1	1	190	11	22	0.4	33	(0)	0.03	0.03	26	76	0
	赤ピーマン 果実 生	28	1.0	(0)	0.2	1.6	7.2	Tr	210	7	22	0.4	88	(0)	0.06	0.14	68	170	0
	ブロッコリー 花序 生	37	5.4	0	0.6	5.1	6.6	7	460	50	110	1.3	75	(0)	0.17	0.23	220	140	0
	ほうれんそう 葉 通年平均 生	18	2.2	0	0.4	2.8	3.1	16	690	49	47	2.0	350	(0)	0.11	0.20	210	35	0
	糸みつば 葉 生	12	0.9	(0)	0.1	2.3	2.9	3	500	47	47	0.9	270	(0)	0.04	0.14	64	13	0
	だいずもやし 生	29	3.7	Tr	1.5	2.3	2.3	3	160	23	51	0.5	(0)	(0)	0.09	0.07	85	5	0
	レタス 土耕栽培 結球葉 生	11	0.6	(0)	0.1	1.1	2.8	2	200	19	22	0.3	20	(0)	0.05	0.03	73	5	0
	れんこん 根茎 生	66	1.9	0	0.1	2.0	15.5	24	440	20	74	0.5	Tr	(0)	0.10	0.01	14	48	0.1
果実類	アボカド 生	176	2.1	Tr	17.5	5.6	7.9	7	590	8	52	0.6	7	(0)	0.09	0.20	83	12	0
	いちご 生	31	0.9	0	0.1	1.4	8.5	Tr	170	17	31	0.3	1	(0)	0.03	0.02	90	62	0
	かき 甘がき 生	63	0.4	0	0.2	1.6	15.9	1	170	9	14	0.2	35	(0)	0.03	0.02	18	70	0
	いよかん 砂じょう 生	50	0.9	(0)	0.1	1.1	11.8	2	190	17	18	0.2	13	(0)	0.06	0.03	19	35	0
	うんしゅうみかん 砂じょう 生	49	0.7	(0)	0.1	0.4	11.5	1	150	15	15	0.1	92	(0)	0.09	0.03	22	33	0
	うんしゅうみかん 缶詰 果肉	63	0.5	(0)	0.1	0.5	15.3	4	75	8	8	0.4	34	(0)	0.05	0.02	12	15	0
	バレンシアオレンジ 砂じょう 生	42	1.0	0	0.1	0.8	9.8	1	140	21	24	0.3	10	(0)	0.10	0.03	32	40	0
	グレープフルーツ (白) 砂じょう 生	40	0.9	0	0.1	0.6	9.6	1	140	15	17	Tr	(0)	(0)	0.07	0.03	15	36	0
	グレープフルーツ (紅) 砂じょう 生	40	0.9	0	0.1	0.6	9.6	1	140	15	17	Tr	34	(0)	0.07	0.03	15	36	0
	レモン 全果 生	43	0.9	0	0.7	4.9	12.5	4	130	67	15	0.2	2	(0)	0.07	0.07	31	100	0
	キウイフルーツ 緑肉種 生	51	1.0	0	0.2	2.6	13.4	1	300	26	30	0.3	4	(0)	0.01	0.02	37	71	0
	キウイフルーツ 黄肉種 生	63	1.1	(0)	0.2	1.4	14.9	2	300	17	25	0.2	3	(0)	0.02	0.02	32	140	0
	すいか 赤肉種 生	41	0.6	0	0.1	0.3	9.5	1	120	4	8	0.2	69	(0)	0.03	0.02	3	10	0
	日本なし 生	38	0.3	(0)	0.1	0.9	11.3	Tr	140	2	11	0	(0)	(0)	0.02	Tr	6	3	0
	パインアップル 生	54	0.6	0	0.1	1.2	13.7	Tr	150	11	9	0.2	3	(0)	0.09	0.02	12	35	0
	パインアップル 缶詰	76	0.4	(0)	0.1	0.5	20.3	1	120	7	7	0.3	1	(0)	0.07	0.01	7	7	0
	バナナ 生	93	1.1	0	0.2	1.1	22.5	Tr	360	6	27	0.3	5	(0)	0.05	0.04	26	16	0
	ぶどう 皮つき 生	69	0.6	(0)	0.2	0.9	16.9	0	220	8	23	0.2	3	(0)	0.05	0.01	19	3	0
	ぶどう 干しぶどう	324	2.7	(0)	0.2	4.1	80.3	12	740	65	90	2.3	1	(0)	0.12	0.03	9	Tr	0
	(もも類) もも 白肉種 生	38	0.6	0	0.1	1.3	10.2	1	180	4	18	0.1	Tr	(0)	0.01	0.01	5	8	0
	りんご 皮つき 生	56	0.2	(0)	0.3	1.9	16.2	Tr	120	4	12	0.1	2	(0)	0.02	0.01	3	6	0
きのこ類	えのきたけ 生	34	2.7	0	0.2	3.9	7.6	2	340	Tr	110	1.1	(0)	0.9	0.24	0.17	75	0	0
	きくらげ 乾	216	7.9	0	2.1	57.4	71.1	59	1000	310	230	35.0	(0)	85.0	0.19	0.87	87	0	0.1
	生しいたけ 菌床栽培 生	25	3.1	0	0.3	4.9	6.4	1	290	1	87	0.4	0	0.3	0.13	0.21	49	0	0
	乾しいたけ 乾	258	21.2	0	2.8	46.7	62.5	14	2200	12	290	3.2	(0)	17.0	0.48	1.74	270	20	0
	ぶなしめじ 生	26	2.7	0	0.5	3.0	4.8	2	370	1	96	0.5	(0)	0.5	0.15	0.17	29	0	0
	なめこ 株採り 生	21	1.8	1	0.2	3.4	5.4	3	240	4	68	0.7	(0)	0	0.07	0.12	60	0	0
	エリンギ 生	31	2.8	(0)	0.4	3.4	6.0	2	340	Tr	89	0.3	(0)	1.2	0.11	0.22	65	0	0
	まいたけ 生	22	2.0	(0)	0.5	3.5	4.4	0	230	Tr	54	0.2	(0)	4.9	0.09	0.19	53	0	0
藻類	あおのり 素干し	249	29.4	Tr	5.2	35.2	41.0	3200	2500	750	390	77.0	1700	(0)	0.92	1.66	270	62	8.1
	あまのり 焼きのり	297	41.4	22	3.7	36.0	44.3	530	2400	280	700	11.0	2300	(0)	0.69	2.33	1900	210	1.3
	まこんぶ 素干し 乾	170	5.8	0	1.3	32.1	64.3	2600	6100	780	180	3.2	130	(0)	0.26	0.31	240	29	6.6

付録 食品成分表

食品群	食品名	エネルギー	たんぱく質	コレステロール	脂質	食物繊維総量	炭水化物	ナトリウム	カリウム	カルシウム	リン	鉄	ビタミンA	ビタミンD	ビタミンB₁	ビタミンB₂	葉酸	ビタミンC	食塩相当量
単位		kcal	g	mg	g	g	g	mg	mg	mg	mg	mg	mg		mg	mg	mg	mg	g
藻類	てんぐさ ところてん	2	0.2	Tr	0	0.6	0.6	3	2	4	1	0.1	(0)	0	0	0	0	Tr	0
	てんぐさ 角寒天	159	2.4	Tr	0.2	74.1	74.1	130	52	660	34	4.5	(0)	0	0.01	0	0	0	0.3
	ほしひじき ステンレス釜 乾	180	9.2	Tr	3.2	51.8	58.4	1800	6400	1000	93	6.2	360	(0)	0.09	0.42	93	0	4.7
	もずく 塩蔵 塩抜き	4	0.2	0	0.1	1.4	1.4	90	2	22	2	0.7	15	(0)	Tr	0.01	2	0	0.2
	わかめ 乾燥わかめ 素干し	164	13.6	0	1.6	32.7	41.3	6600	5200	780	350	2.6	650	(0)	0.39	0.83	440	27	16.8
魚介類	まあじ 皮つき 生	112	19.7	68	4.5	(0)	0.1	130	360	66	230	0.6	7	8.9	0.13	0.13	5	Tr	0.3
	いかなご 生	111	17.2	200	5.5	(0)	0.1	190	390	500	530	2.5	200	21.0	0.19	0.81	29	1	0.5
	かたくちいわし 煮干し	298	64.5	550	6.2	(0)	0.3	1700	1200	2200	1500	18.0	(Tr)	18.0	0.10	0.10	74	(0)	4.3
	まいわし 生	156	19.2	67	9.2	(0)	0.2	81	270	74	230	2.1	8	32.0	0.03	0.39	10	0	0.2
	しらす干し 微乾燥品	113	24.5	250	2.1	0	0.1	1700	170	280	480	0.6	190	12.0	0.11	0.03	27	0	4.2
	うなぎ かば焼	285	23.0	230	21.0	(0)	3.1	510	300	150	300	0.8	1500	19.0	0.75	0.74	13	Tr	1.3
	かつお 春獲り 生	108	25.8	60	0.5	(0)	0.1	43	430	11	280	1.9	5	4.0	0.13	0.17	6	Tr	0.1
	かつお 秋獲り 生	150	25.0	58	6.2	(0)	0.2	38	380	8	260	1.9	20	9.0	0.10	0.16	4	Tr	0.1
	（かつお類）加工品 削り節	327	75.7	190	3.2	(0)	0.4	480	810	46	680	9.0	24	4.0	0.38	0.57	15	Tr	1.2
	まがれい 生	89	19.6	71	1.3	(0)	0.1	110	330	43	200	0.2	5	13.0	0.03	0.35	4	1	0.3
	きんめだい 生	147	17.8	60	9.0	(0)	0.1	59	330	31	490	0.3	63	2.0	0.03	0.05	9	1	0.1
	しろさけ 生	124	22.3	59	4.1	(0)	0.1	66	350	14	240	0.5	11	32.0	0.15	0.21	20	1	0.2
	しろさけ イクラ	252	32.6	480	15.6	(0)	0.2	910	210	94	530	2.0	330	44.0	0.42	0.55	100	6	2.3
	まさば 生	211	20.6	61	16.8	(0)	0.3	110	330	6	220	1.2	37	5.1	0.21	0.31	11	1	0.3
	さわら 生	161	20.1	60	9.7	(0)	0.1	65	490	13	220	0.8	12	7.0	0.09	0.35	8	Tr	0.2
	さんま 皮つき 生	287	18.1	68	25.6	(0)	0.1	140	200	28	180	1.4	16	16.0	0.01	0.28	15	0	0.4
	まだい 天然 生	129	20.6	65	5.8	(0)	0.1	55	440	11	220	0.2	8	5.0	0.09	0.05	5	1	0.1
	まだら 生	72	17.6	58	0.2	(0)	0.1	110	350	32	230	0.2	10	1.0	0.10	0.10	5	Tr	0.3
	ぶり 成魚 生	222	21.4	72	17.6	(0)	0.3	32	380	5	130	1.3	50	8.0	0.23	0.36	7	2	0.1
	きはだまぐろ 生	102	24.3	37	1.0	(0)	Tr	43	450	5	290	2.0	2	6.0	0.15	0.09	5	0	0.1
	くろまぐろ 天然 赤身 生	115	26.4	50	1.4	(0)	0.1	49	380	5	270	1.1	83	5.0	0.10	0.05	8	2	0.1
	ツナ缶詰 油漬 フレークライト	265	17.7	32	21.7	(0)	0.1	340	230	4	160	0.5	8	2.0	0.01	0.03	3	0	0.9
	あさり 生	27	6.0	40	0.3	(0)	0.4	870	140	66	85	3.8	4	0	0.02	0.16	11	1	2.2
	かき 養殖 生	58	6.9	38	2.2	(0)	4.9	460	190	84	100	2.1	24	0.1	0.07	0.14	39	3	1.2
	しじみ 生	54	7.5	62	1.4	(0)	4.5	180	83	240	120	8.3	33	0.2	0.02	0.44	26	2	0.4
	くるまえび 養殖 生	90	21.6	170	0.6	(0)	Tr	170	430	41	310	0.7	4	(0)	0.11	0.06	23	Tr	0.4
	しばえび 生	78	18.7	170	0.4	(0)	0.1	250	260	56	270	1.0	4	(0)	0.02	0.06	57	2	0.6
	するめいか 生	76	17.9	250	0.8	(0)	0.1	210	300	11	250	0.1	13	0.3	0.07	0.05	5	1	0.5
	やりいか 生	79	17.6	320	1.0	(0)	0.4	170	300	10	280	0.1	8	(0)	0.04	0.03	5	2	0.4
	まだこ 生	70	16.4	150	0.7	(0)	0.1	280	290	16	160	0.6	5	(0)	0.03	0.09	4	Tr	0.7
	うに 生うに	109	16.0	290	4.8	(0)	3.3	220	340	12	390	0.9	58	(0)	0.10	0.44	360	3	0.6
	かに風味かまぼこ	89	12.1	17	0.5	(0)	9.2	850	76	120	77	0.2	21	1.0	0.01	0.04	3	1	2.2
	蒸しかまぼこ	93	12.0	15	0.9	(0)	9.7	1000	110	25	60	0.3	(Tr)	2.0	Tr	0.01	5	0	2.5
	焼き竹輪	119	12.2	25	2.0	(0)	13.5	830	95	15	110	1.0	(Tr)	1.0	0.05	0.08	4	(0)	2.1
	はんぺん	93	9.9	15	1.0	(0)	11.4	590	160	15	110	0.5	(Tr)	Tr	Tr	0.01	7	(0)	1.5
	さつま揚げ	135	12.5	20	3.7	(0)	13.9	730	60	60	70	0.8	(Tr)	1.0	0.05	0.10	5	(0)	1.9
	魚肉ソーセージ	158	11.5	30	7.2	(0)	12.6	810	70	100	200	1.0	(Tr)	0.9	0.20	0.60	4	(0)	2.1
肉類	和牛 かた 脂身つき 生	258	17.7	72	22.3	(0)	0.3	47	280	4	150	0.9	Tr	0	0.08	0.21	6	1	0.1
	和牛 かたロース 脂身つき 生	380	13.8	89	37.4	(0)	0.2	42	210	3	120	0.7	3	0	0.06	0.17	6	1	0.1
	和牛 ばら 脂身つき 生	472	11.0	98	50.0	(0)	0.1	44	160	4	87	1.4	3	0	0.04	0.11	2	1	0.1
	和牛 もも 脂身つき 生	235	19.2	75	18.7	(0)	0.5	45	320	4	160	2.5	Tr	0	0.09	0.20	8	1	0.1
	牛ひき肉 生	251	17.1	64	21.1	(0)	0.3	64	260	6	100	2.4	13	0.1	0.08	0.19	5	1	0.2
	豚 かた 脂身つき 生	201	18.5	65	14.6	(0)	0.2	53	320	4	180	0.5	5	0.2	0.66	0.23	2	2	0.1
	豚 かたロース 脂身つき 生	237	17.1	69	19.2	(0)	0.1	54	300	4	160	0.6	6	0.3	0.63	0.23	2	2	0.1
	豚 ロース 脂身つき 生	248	19.3	61	19.2	(0)	0.2	42	310	4	180	0.3	6	0.1	0.69	0.15	1	1	0.1
	豚 ばら 脂身つき 生	366	14.4	70	35.4	(0)	0.1	50	240	3	130	0.6	11	0.5	0.51	0.13	2	1	0.1
	豚 もも 脂身つき 生	171	20.5	67	10.2	(0)	0.2	47	350	4	200	0.7	4	0.1	0.90	0.21	2	1	0.1
	豚 ヒレ 赤肉 生	118	22.2	59	3.7	(0)	0.3	56	430	3	230	0.9	3	0.3	1.32	0.25	1	1	0.1
	豚ひき肉 生	209	17.7	74	17.2	(0)	0.1	57	290	6	120	1.0	9	0.4	0.69	0.22	2	1	0.1
	ロースハム	211	18.6	61	14.5	0	2.0	910	290	4	280	0.5	3	0.2	0.70	0.12	1	25	2.3
	ばらベーコン	400	12.9	50	39.1	(0)	0.3	800	210	6	230	0.6	6	0.5	0.47	0.14	1	35	2.0
	ウインナーソーセージ	319	11.5	60	30.6	0	3.3	740	180	6	200	0.5	2	0.4	0.35	0.12	1	32	1.9
	セミドライソーセージ（サラミ）	335	16.9	81	29.7	(0)	2.9	1200	240	34	210	2.2	8	0.7	0.26	0.23	4	14	2.9
	鶏 むね 皮つき 生	229	19.5	86	17.2	(0)	0	31	190	4	120	0.3	72	0.1	0.05	0.08	5	1	0.1
	鶏 もも 皮つき 生	234	17.3	90	19.1	(0)	0	42	160	8	110	0.9	47	0.1	0.07	0.23	6	1	0.1
	鶏 ささみ 生	107	24.6	52	1.1	(0)	0.1	40	280	8	200	0.6	9	0	0.09	0.12	7	Tr	0.1
	鶏ひき肉 生	171	17.5	80	12.0	(0)	0	55	250	8	110	0.8	37	0.1	0.09	0.17	10	1	0.1
	チキンナゲット	235	15.5	45	13.7	1.2	14.9	630	260	48	220	0.6	24	0.2	0.08	0.09	13	1	1.6
卵類	うずら卵 全卵 生	157	12.6	470	13.1	(0)	0.3	130	150	60	220	3.1	350	2.5	0.14	0.72	91	(0)	0.3
	鶏卵 全卵 生	142	12.2	370	10.2	0	0.4	140	130	46	170	1.5	210	3.8	0.06	0.37	49	0	0.4
	鶏卵 卵黄 生	336	16.5	1200	34.3	0	0.2	53	100	140	540	4.8	690	12.0	0.21	0.45	150	0	0.1
	鶏卵 卵白 生	44	10.1	1	Tr	0	0.5	180	140	5	11	Tr	0	0	0	0.35	0	0	0.5

食品群	食品名	エネルギー	たんぱく質	コレステロール	脂質	食物繊維総量	炭水化物	ナトリウム	カリウム	カルシウム	リン	鉄	ビタミンA	ビタミンD	ビタミンB$_1$	ビタミンB$_2$	葉酸	ビタミンC	食塩相当量
	単位	kcal	g	mg	g	g	g	mg	mg	mg	mg	mg			mg				g
乳類	普通牛乳	61	3.3	12	3.8	(0)	4.8	41	150	110	93	0.02	38	0.3	0.04	0.15	5	1	0.1
	加工乳 低脂肪	42	3.8	6	1.0	(0)	5.5	60	190	130	90	0.1	13	Tr	0.04	0.18	Tr	Tr	0.2
	クリーム 乳脂肪	404	1.9	64	43.0	0	6.5	43	76	49	84	0.1	160	0.3	0.02	0.13	0	0	0.1
	ヨーグルト 全脂無糖	56	3.6	12	3.0	(0)	4.9	48	170	120	100	Tr	33	0	0.04	0.14	11	1	0.1
	ナチュラルチーズ パルメザン	445	44.0	96	30.8	(0)	1.9	1500	120	1300	850	0.4	240	0.2	0.05	0.68	10	(0)	3.8
	プロセスチーズ	313	22.7	78	26.0	(0)	1.3	1100	60	630	730	0.3	260	0.1	0.03	0.38	27	0	2.8
	アイスクリーム 普通脂肪	178	3.9	53	8.0	0.1	23.2	110	190	140	120	0.1	58	0.1	0.06	0.20	Tr	Tr	0.3
油脂類	あまに油	897	0	2	100	0	0	0	0	Tr	0	0	1	(0)	0	0	-	(0)	0
	えごま油	897	0	0	100	0	0	Tr	Tr	1	1	0.1	2	(0)	0	0	-	(0)	0
	オリーブ油	894	0	0	100	0	0	Tr	0	Tr	0	0	15	(0)	0	0	(0)	(0)	0
	ごま油	890	0	0	100	0	0	Tr	Tr	1	1	0.1	0	(0)	0	0	(0)	(0)	0
	大豆油	885	0	1	100	0	0	Tr	Tr	0	0	0	0	(0)	0	0	(0)	(0)	0
	なたね油	887	0	2	100	0	0	Tr	Tr	Tr	Tr	0	0	(0)	0	0	(0)	(0)	0
	有塩バター	700	0.6	210	81.0	(0)	0.2	750	28	15	15	0.1	520	0.6	0.01	0.03	Tr	0	1.9
	マーガリン 家庭用 有塩	715	0.4	5	83.1	(0)	0.5	500	27	14	17	Tr	25	11.0	0.01	0.03	Tr	0	1.3
菓子類	大福もち こしあん入り	223	(4.6)	0	(0.5)	(1.8)	(53.2)	(33)	(33)	(18)	(32)	(0.7)	0	(0)	(0.02)	(0.01)	(3)	(0)	(0.1)
	しょうゆせんべい	368	(7.3)	0	(1.0)	(0.6)	(83.9)	(500)	(130)	(8)	(120)	(1.0)	0	0	(0.10)	(0.04)	(16)	0	(1.3)
	あんパン こしあん入り	267	(6.8)	(18)	(3.6)	(2.5)	(53.5)	(110)	(64)	(30)	(55)	(1.0)	(10)	(0.2)	(0.06)	(0.07)	(27)	(0)	0.3
	クリームパン	286	(7.9)	(98)	(7.4)	(1.3)	(48.3)	(150)	(120)	(57)	(110)	(0.8)	(66)	(1.1)	(0.10)	(0.14)	(46)	(Tr)	0.4
	シュークリーム	211	(6.0)	(200)	(11.4)	(0.3)	(25.5)	(78)	(120)	(91)	(150)	(0.8)	(150)	(2.1)	(0.07)	(0.18)	(28)	(1)	(0.2)
	ショートケーキ いちご	314	(6.9)	(140)	(14.7)	(0.9)	(42.7)	(77)	(120)	(34)	(100)	(0.7)	(130)	(1.3)	(0.05)	(0.15)	(40)	(15)	(0.2)
	ドーナッツ プレーン	367	(7.2)	(90)	(11.7)	(1.2)	(60.2)	(160)	(120)	(42)	(95)	(0.6)	(54)	(0.9)	(0.07)	(0.12)	(16)	(1)	(0.4)
	カスタードプリン	116	(5.7)	(120)	(5.5)	0	(14.0)	(69)	(130)	(81)	(110)	(0.5)	(88)	(1.4)	(0.04)	(0.20)	(18)	(1)	(0.2)
	ポテトチップス	541	4.7	Tr	35.2	4.2	54.7	400	1200	17	100	1.7	0	-	0.26	0.06	70	15	1.0
	キャラメル	426	4.0	14	11.7	0	77.9	110	180	190	100	0.3	110	3.0	0.09	0.18	5	0	0.3
	マシュマロ	324	(2.1)	0	0	0	(79.3)	(7)	(1)	(1)	(1)	(0.1)	0	0	0	0	0	0	0
	ミルクチョコレート	550	6.9	19	34.1	3.9	55.8	64	440	240	240	2.4	66	1.0	0.19	0.41	18	(0)	0.2
し好飲料類	清酒 純米酒	102	0.4	0	Tr	0	3.6	4	5	3	9	0.1	0	0	Tr	0	0	0	0
	ビール 淡色	39	0.4	0	0	0	3.1	3	34	3	15	Tr	0	0	0	0.02	7	0	0
	ぶどう酒 白	75	0.1	(0)	Tr	-	2.0	3	60	8	12	0.3	(0)	(0)	0	0	0	0	0
	ぶどう酒 赤	68	0.2	(0)	Tr	-	1.5	2	110	7	13	0.4	(0)	(0)	0	0.01	0	0	0
	みりん 本みりん	241	0.3	-	Tr	-	43.2	3	7	2	7	0	(0)	(0)	Tr	0	0	0	0
	抹茶 茶	237	29.6	(0)	5.3	38.5	39.5	6	2700	420	350	17.0	2400	(0)	0.60	1.35	1200	60	0
	せん茶 茶	229	24.5	(0)	4.7	46.5	47.7	3	2200	450	290	20.0	1100	(0)	0.36	1.43	1300	260	0
	紅茶 茶	234	20.3	(0)	2.5	38.1	51.7	3	2000	470	320	17.0	75	(0)	0.10	0.80	210	0	0
	甘酒	76	1.7	(0)	0.1	0.4	18.3	60	14	3	21	0.1	(0)	(0)	0.01	0.03	8	0	0.2
	スポーツドリンク	21	0	0	Tr	-	5.1	31	26	8	0	Tr	0	(0)	0	0	0	0	0.1
	コーラ	46	0.1	(0)	Tr	-	11.4	2	Tr	2	11	Tr	(0)	(0)	0	0	0	0	0
調味料及び香辛料類	ウスターソース	117	1.0	-	0.1	0.5	27.1	3300	190	59	11	1.6	4	0	0.01	0.02	1	0	8.5
	中濃ソース	129	0.8	-	0.1	1.0	30.9	2300	210	61	16	1.7	7	0	0.02	0.04	1	0	5.8
	こいくちしょうゆ	76	7.7	(0)	0	(Tr)	7.9	5700	390	29	160	1.7	(0)	(0)	0.05	0.17	33	0	14.5
	うすくちしょうゆ	60	5.7	(0)	0	(Tr)	5.8	6300	320	24	130	1.1	0	(0)	0.05	0.11	31	0	16.0
	食塩	0	0	(0)	0	(0)	0	39000	100	22	(0)	Tr	(0)	(0)	(0)	(0)	(0)	(0)	99.5
	穀物酢	25	0.1	(0)	0	-	2.4	6	4	2	2	Tr	0	0	0.01	0.01	0	0	0
	果実酢 バルサミコ酢	99	0.5	(0)	0	-	19.4	29	140	17	22	0.7	(0)	0	0.01	0.01	Tr	0	0.1
	固形ブイヨン	233	7.0	Tr	4.3	0.3	42.1	17000	200	26	76	0.4	0	Tr	0.03	0.08	16	0	43.2
	顆粒中華だし	210	12.6	7	1.6	(0)	36.6	19000	910	84	240	0.6	3	0	0.06	0.56	170	0	47.5
	顆粒和風だし	223	24.2	23	0.3	0	31.1	16000	180	42	260	1.0	0	0.8	0.03	0.20	14	0	40.6
	めんつゆ ストレート	44	2.2	-	0	-	8.7	1300	100	8	48	0.4	0	0	0.01	0.04	17	0	3.3
	デミグラスソース	82	2.9	-	3.0	-	11.0	520	180	11	53	0.3	-	0	0.04	0.07	25	-	1.3
	ぽん酢しょうゆ	49	(3.4)	0	(0.1)	(0.2)	(7.4)	(2300)	(280)	(24)	(72)	(0.7)	(1)	0	(0.05)	(0.08)	(20)	(24)	(5.8)
	ミートソース	96	3.8	-	5.0	-	10.1	610	250	17	47	0.8	49	-	0.14	0.05	-	6	1.5
	トマトケチャップ	104	1.6	0	0.2	1.7	27.6	1200	380	16	35	0.5	43	0	0.06	0.04	13	8	3.1
	マヨネーズ 卵黄型	668	2.5	140	74.7	(0)	0.6	770	21	20	72	0.6	54	0.6	0.03	0.07	3	0	2.0
	フレンチドレッシング 分離液状	325	(Tr)	(1)	(31.5)	0	(12.4)	(2500)	(2)	(1)	(1)	(Tr)	0	0	(Tr)	(Tr)	(0)	(0)	(6.3)
	米みそ 淡色辛みそ	182	12.5	(0)	6.0	4.9	21.9	4900	380	100	170	4.0	(0)	0	0.03	0.10	68	(0)	12.4
	カレールウ	474	6.5	20	34.1	6.4	44.7	4200	320	90	110	3.5	6	0	0.09	0.06	9	0	10.6
	みりん風調味料	225	0.1	(0)	(0)	0	55.7	68	3	Tr	15	0.1	(0)	(0)	Tr	0.02	0	0	0.2

【数値の意味】

0 ：最小記載量の 1/10（ヨウ素、セレン、クロム、モリブデンおよびビオチンにあっては 3/10）未満または検出されなかったことを示す。

(0) ：測定していないが、文献などにより含まれていないと推定されることを示す。

Tr ：Trace（微量）の略で、成分表の最小記載量の 1/10（ヨウ素、セレン、クロム、モリブデンおよびビオチンにあっては 3/10）以上 5/10 未満含まれていることを示す。ただし、食塩相当量の 0 は算出値が最小記載量（0.1g）の 5/10 未満であることを示す。

(Tr)：微量に含まれていると推定されることを示す。

－ ：原則的に測定しなかったことを示す。

（ ）付き数値：諸外国の食品成分表の収載値、原材料配合割合（レシピ）、類似食品の収載値を基に類推や計算により求めたもの。

付録　食品成分表

各種データの入手先

●厚生労働省：日本人の食事摂取基準、国民健康・栄養調査、食品添加物、平均寿命、平均余命、健康寿命、
　死亡原因、健康食品の安全性・有効性情報、e- ヘルスネット（栄養・食生活）
●農林水産省：食料自給率、食品ロス、食料需給表、食育、野菜の消費量、食事バランスガイド
●文部科学省：日本食品標準成分表、学校給食、全国学力・学習状況調査
●内閣府　　：食品安全委員会（食品の安全、を科学する）、国民生活白書など
●総務省　　：家計調査、国勢調査
●経済産業省：エネルギー・環境、リサイクル、温暖化対策
●消費者庁　：食品表示・栄養成分表示、健康食品情報、食品ロス
●国立がん研究センター：食生活とがん、食事と栄養のヒント（がんと関連したことのみ）、JPHC Study
　　JPHC とは Japan Public Health Center-based prospective Study の略。
●国立健康・栄養研究所：「健康食品」の安全性・有効性、健康・栄養情報
●リンク DE ダイエットＨＰ：世界の最新健康・栄養ニュース

データ調査の過程で出てくる用語

● MEDLEY：医師たちがつくるオンライン医療事典。世界最大の医療サイト。
● WebMD ：健康や疾病に関するニュース。製薬会社からの広告料で成り立っているので薬物治療を勧め
　る傾向はあるが、基本的な部分の情報の信頼性は高い。
● FAO　　：世界保健機関（WHO）に所属する国際連合食糧農業機関。
　Food and Agriculture Organization of the United Nations の略。
●ジョンホプキンス大学からの発信データ：医学部を有するアメリカ最難関大学の１つ。ここからの医学
データは信頼性の高いものとして知られている。

4大医療雑誌

LANCET：査読制の週刊の医学雑誌、編集室をロンドンとニューヨークに持つ、オランダ
JAMA　：米国医師会による査読制の医学雑誌
NEJM　：マサチューセッツ内科外科学会が出している査読制の総合医学雑誌
BMJ　　：英国医師会雑誌

参考文献

『「健康に良い」はウソだらけ』稲島司、新星出版社、2018 年

『医師が実践する 超・食事術』稲島司、冬樹社、2018 年

『世界一シンプルで科学的に証明された究極の食事』津川友介、東洋経済新報社、2018 年

『佐々木敏の栄養データはこう読む！ 第 2 版』佐々木敏、女子栄養大学出版部、2020 年

『佐々木敏のデータ栄養学のすすめ』佐々木敏、女子栄養大学出版部、2018 年

『医者が教える食事術』牧田善二、ダイヤモンド社、2017 年

『長生きする食事』満尾正、アチーブメント出版、2018 年

『時計遺伝子ダイエット』香川靖雄、集英社、2012 年

『時間栄養学が明らかにした「食べ方」の法則』古谷彰子、柴田重信監修、ディスカヴァー・トゥエンティワン、2014 年

『食とからだのエコロジー』島田彰夫、農山漁村文化協会、1994 年

『食と健康を地理からみると─地域・食性・食文化』島田彰夫、農山漁村文化協会、1988 年

『カミカミ健康学』岡崎好秀、少年写真新聞社、2015 年

『医師が教える 最善の健康法』名取宏、内外出版社、2019 年

『「食べもの情報」ウソ・ホント』髙橋久仁子、講談社、1998 年

『「健康食品」ウソ・ホント』髙橋久仁子、講談社、2016 年

『日本人のための科学的に正しい食事術』西沢邦浩、三笠書房、2018 年

『おもしろサイエンス サプリメント・機能性食品の科学』近藤和雄ほか、日刊工業新聞社、2014 年

『健康食品・サプリメント 知りたいことガイドブック』畝山智香子・大野智・千葉一敏、中央法規出版、2021 年

『時間栄養学─時計遺伝子と食事のリズム』香川靖雄ほか、女子栄養大学出版部、2009 年

『公衆栄養学 第 6 版』古畑公ほか、光生館、2018 年

『ハッピーライフのために女性が知っておきたい 30 のこと』吉村泰典編著、毎日新聞出版、2018 年

『ローティーンのための食育 2 健康な体と栄養』藤沢良知監修・金子佳代子、小峰書店、2005 年

『からだによいオイル』井上浩義、慶應義塾大学出版会、2016 年

『白書の白書』木本書店・編集部編、木本書店、2019 年

『Newton』千葉剛協力、ニュートンプレス、2018 年 12 月号

『「食べてはいけない」「食べてもいい」添加物』渡辺雄二、大和書房、2014 年

『タマゴを読み解く─正しい知識で健康に─』菅野道廣・近藤和雄・磯博康、タマゴ科学研究会、2019 年

『まるごとわかるタマゴ読本』渡邊乾二、農山漁村文化協会、2019 年

『謎学発見！ビタミン探偵物語』住田実、東山書房、1995 年

『図解 豊かさの栄養学』丸元淑生、新潮文庫、1986 年

『なぜ、魚は健康にいいと言われるのか？』鈴木たね子、成山堂書店、2013 年

『栄養の基本がわかる図解事典』中村丁次、成美堂出版、2020 年

『江戸の食文化』原田信男、小学館、2014 年

『時間生物学事典』石田直理雄・本間研一編、朝倉書店、2008 年

『時間栄養学入門』柴田重信、講談社、2021 年

『正しく知れば体が変わる！ 栄養素の摂り方便利帳』中村丁次、PHP 研究所、2017 年

『基礎栄養学 改訂第 5 版』奥恒行・柴田克己編、南江堂、2015 年

『最強の食事術』満尾 正、小学館、2020 年

『栄養学を拓いた巨人たち』杉 晴夫、講談社、2013 年

『脚気の歴史』板倉聖宣、仮説社、2013 年

さくいん

[著者紹介]

しもの ふさこ
下野房子

大分県生まれ
椙山女学園大学大学院家政学研究科修了
栄養士

椙山女学園大学研究生，中京女子大学（現・至学館大学）・椙山女学園大学助手を経て，東海学園高等学校教諭として勤務。勤務のかたわら，愛知教育大学・椙山女学園大学非常勤講師，一般社団法人日本私学教育研究所委託研究員
現在は，愛知県日進市食生活改善推進員として活動中

おもな著書（分担執筆）
高等学校家庭科教科書および教師用指導資料（大修館書店）
『My Life 家庭科資料』（大修館書店）
『実験・実習・観察の手引き』（大修館書店）
高校家庭科指導資料および指導ノート（実教出版）
『すぐに使える 家庭科授業ヒント集』大修館書店
月刊『家庭科研究』芽ばえ社

よしだ さちこ
吉田幸子

愛知県生まれ
お茶の水女子大学家政学部卒業

文化女子大学助手，高等学校非常勤講師を経て，南山中学・高等学校女子部教諭として勤務

おもな著書（分担執筆）
『服飾辞典　日英仏独対照』ダヴィッド社
『ブリタニカ国際大百科事典（日本語版）』ティービーエス・ブリタニカ（分担抄訳）
高等学校家庭科教科書および教師用指導資料（大修館書店）
『すぐに使える 家庭科授業ヒント集』大修館書店

フードリテラシーを高めよう！　食と健康の基本がわかる教科書
© Shimono Fusako, Yoshida Sachiko, 2022　　NDC498 ／ 175p ／ 26cm

初版第1刷──── 2022年11月1日
編著者──────下野房子・吉田幸子
発行者──────鈴木一行
発行所──────株式会社 大修館書店
　　　　　　　〒113-8541　東京都文京区湯島2-1-1
　　　　　　　電話 03-3868-2651（販売部）　03-3868-2266（編集部）
　　　　　　　振替 00190-7-40504
　　　　　　　[出版情報] https://www.taishukan.co.jp

装丁・本文デザイン ─ 八木麻祐子（Isshiki）
DTP・図版製作 ──── 外塚誠（Isshiki）
イラスト──────寺崎愛
印刷所──────広研印刷
製本所──────難波製本

ISBN978-4-469-27014-3　Printed in Japan